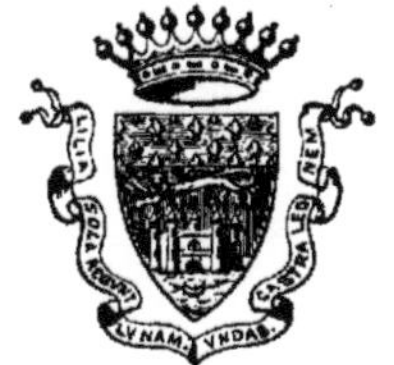

LES
CLASSES D'ANORMAUX
A BORDEAUX

RAPPORT MÉDICO-PÉDAGOGIQUE

AVEC

Préface de M. THAMIN, Recteur de l'Académie de Bordeaux.

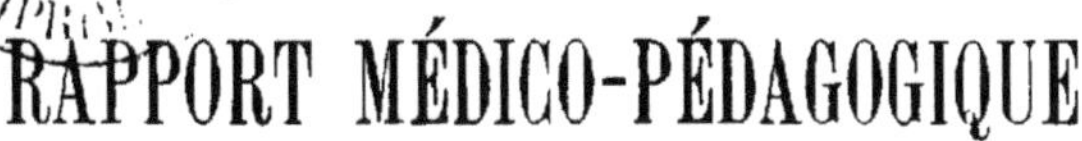

1909

BORDEAUX
IMPRIMERIE CENTRALE G. DELMAS
10-12, RUE SAINT-CHRISTOLY, 10-12

Préface.

La présente brochure sur l'œuvre des enfants anormaux à Bordeaux comprend deux rapports : l'un du docteur Régis, l'autre de M. l'inspecteur primaire Rotgès. Ce rapprochement seul est le symbole d'une collaboration continue du corps médical et du corps enseignant bordelais, et je ne prends la plume à mon tour que pour les en féliciter l'un et l'autre.

Cette collaboration, elle s'est manifestée dès le début. Nous n'avons pas ouvert de classes d'anormaux au petit bonheur, mais après une enquête minutieuse, faite par les médecins, sur les enfants signalés comme douteux par les instituteurs, enquête qui nous a montré où étaient les anormaux et combien ils étaient. Elle s'est continuée depuis sans un accroc. Un médecin est attaché à chacune de nos classes d'anormaux et a été le collaborateur quotidien de l'instituteur. Ce n'était pas assez. On a nommé à Bordeaux, ce qui est une nouveauté, des médecins inspecteurs pour les différentes spécialités médicales ; et, ainsi autorisés légalement à faire le bien qu'ils ne demandaient qu'à faire, les médecins inspecteurs ont non seulement inspecté, mais soigné et souvent guéri yeux, oreilles, etc. de nos anormaux. L'anormal ainsi remis à neuf, au point de vue physique, selon la forte expression du docteur Régis, s'est déjà trouvé parfois moins anormal.

Mais si l'instituteur n'a pas cru pouvoir se passer du

médecin, celui-ci n'a jamais cru non plus que le médecin ne laissait rien à faire à la pédagogie. Et personne ne le croira après avoir lu le rapport de M. Rotgès. Ce que nos deux instituteurs, MM. Chaigne et Lacoste, dépensent chaque jour d'ingéniosité et de patiente bonté, il faut cependant l'avoir vu de ses yeux, pour apprécier leur mérite. Ils sont en train, à eux deux, gardant chacun son initiative et sa nature propre, mais échangeant leurs impressions et leurs inventions, de constituer, dans la mesure où elle peut être constituée, la pédagogie des anormaux. Il y a de grandes lignes sans doute que l'on pouvait tracer à l'avance ; mais, dans le détail, sur les aptitudes vocales des anormaux, sur leur mémoire visuelle, sur le rôle du geste et du dessin dans leur éducation, sur les signes si variables et si fugitifs de l'attention chez eux, que de remarques qui en apprennent au médecin, comme au psychologue !

Là encore, dans cette constitution d'une pédagogie nouvelle, infiniment souple — car l'anormal est lui aussi « ondoyant et divers » — je signale la même fidèle collaboration du médecin et de l'éducateur. Une réunion médico-pédagogique est née spontanément à Bordeaux, où tous deux apportent leur contribution. Le moment n'est pas venu, comme le remarque le docteur Régis, où la pédagogie des anormaux pourra être enseignée *ex professo*, s'il doit venir jamais ; car, par définition, elle est faite d'exceptions à la norme, à la règle. Aussi l'observation clinique et l'échange des observations faites, ce qui se pratique à Bordeaux en un mot, voilà quel sera d'ici longtemps le meilleur mode d'éducation des maîtres.

J'aurai une autre collaboration à signaler, celle… de tout le monde. Les anormaux sont, pour l'heure, les enfants gâtés de Bordeaux. A eux les meilleurs morceaux de la cantine scolaire, car les anormaux sont souvent des mal nourris. A eux les bains-douches; à eux l'huile de foie de morue, avec le morceau de sucre consécutif, et autres fortifiants. On leur donne des sabots et des blouses; on leur donne aussi des ballons et des jeux de croquet et de tonneau. La Société de l'art à l'école a décoré leurs classes d'abord. Et les estampes de Rivière achèvent cette décoration.

Il y aurait donc beaucoup de monde à remercier, outre les auteurs des remarquables rapports qui suivent, et leurs collaborateurs. Mais nous serions maladroits en ne remerciant pas surtout la municipalité de Bordeaux, et en particulier deux de ses réprésentants, M. de la Ville de Mirmont, adjoint à l'Instruction publique, et M. Bellocq, adjoint à l'Hygiène. Les voilà liés maintenant par le bien qu'ils ont commencé de faire, et nous attendons de Bordeaux maintenant l'école autonome avec internat... et nous ne parlons ici que des anormaux.

Sans doute, il vaudrait mieux qu'il y eût moins d'anormaux, et il y en aurait moins s'il y avait moins d'alcooliques. Ceci engendre cela, au sens propre, comme les statistiques contenues dans ces rapports le démontrent une fois de plus. Donc c'est dans la cause qu'il faudrait d'abord combattre l'effet. C'est entendu; mais, tant que l'effet existe, il faut compter avec cette réalité douloureuse, l'améliorer, sauver des intelligences et des vies, faire en un mot le bien, sous la forme où il se présente à nous, et qui n'exclut d'ailleurs aucune autre. C'est ce que, à Bordeaux, on a essayé et c'est ce qu'on continuera de faire.

R. THAMIN.

I

RAPPORT MÉDICAL

PAR

le Dr E. RÉGIS

PROFESSEUR DE PSYCHIATRIE A LA FACULTÉ DE MÉDECINE
MÉDECIN INSPECTEUR SPÉCIALISTE DES ÉCOLES COMMUNALES DE BORDEAUX

LES
CLASSES D'ANORMAUX

A BORDEAUX

RAPPORT MÉDICO-PÉDAGOGIQUE

Les débuts.

C'est le grand débat qui a eu lieu en 1903, au troisième Congrès national d'Assistance publique et de Bienfaisance privée, sur le rapport particulier du docteur Jacquin et le rapport général du sénateur P. Strauss (1), qui est devenu, à Bordeaux, le point de départ du mouvement en faveur des anormaux psychiques.

Dès l'année suivante, en effet, le 15 décembre 1904, le docteur Jacquin faisait à l'Athénée, sous la présidence de M. le préfet Lutaud et de M. l'inspecteur d'académie Alliaud, une conférence des plus instructives aux instituteurs et aux institutrices de la Gironde sur « l'Assistance et le traitement des enfants arriérés, en particulier les arriérés des écoles ».

Grâce au bienveillant appui de M. Alliaud, cette conférence fut suivie d'une inspection spéciale des écoles de la banlieue et de la création d'une consultation pour anormaux psychiques de ces écoles, qui fonctionne depuis cette époque, le premier jeudi de chaque mois, à l'hôpital suburbain des enfants de la route du Médoc.

De là naquit également, dans l'esprit du docteur Delaye,

---

(1) Voir l'Index bibliographique, p. 69.

fondateur de cet hôpital, la très heureuse idée de compléter son œuvre par un pavillon spécialement affecté aux anormaux psychiques qui réclament des soins particuliers.

Pendant ce temps, le Comité girondin de l'Alliance d'hygiène sociale, sur la haute initiative du regretté professeur de Nabias et de M. le recteur Thamin, conviait les présidents et les membres des sections compétentes à aborder la partie scolaire du problème des enfants anormaux.

Recensement général
et classement des anormaux psychiques.

Nous fûmes vite d'accord, dans ces réunions préliminaires, pour adopter un plan méthodique et pour décider de procéder, avant toute chose, à une étude du terrain, c'est-à-dire à une enquête sérieuse sur les anormaux psychiques des écoles de Bordeaux. Le ministre de l'Instruction publique avait bien, peu de temps auparavant, réclamé des diverses municipalités de France l'indication du nombre des arriérés de leurs écoles ; mais la question était de celles qui ne pouvaient être résolues ainsi, par simples demande et réponse administratives, et Bordeaux, pour sa part, avait répondu de très bonne foi qu'il existait en tout quatre arriérés (traduisez quatre idiots) sur les vingt mille enfants de ses classes publiques. Un tel document statistique était évidemment sans valeur ; il fallait en établir un nouveau, sur des bases plus solides et plus sûres.

Chargé de constituer une Commission médicale de recensement, j'eus la bonne fortune de réunir un groupe de spécialistes distingués : MM. les docteurs Abadie, professeur agrégé à la Faculté ; Anglade, médecin en chef de l'Asile des aliénées ; Cornillot, bibliothécaire de la Faculté de Médecine ; Cruchet, professeur agrégé ; Dumora, chef de clinique médicale ; Galtier, aide de clinique des maladies mentales ; Grenier de Cardenal, ancien chef de clinique médicale ; Jacquin, médecin adjoint de l'Asile des aliénées ; Lalanne, médecin-directeur de la Maison de santé d'aliénés du Bouscat ; Lande fils, chef de clinique adjoint, inspecteur adjoint des aliénés, qui se mirent aussitôt avec moi à la disposition de l'Autorité académique.

Celle-ci nous facilita grandement la tâche.

Je n'entrerai pas dans le détail de nos opérations, exposé, avec pièces à l'appui, dans les lumineux rapports du docteur Abadie, le dévoué secrétaire de la Commission (1).

Il me suffira de rappeler ici que, délégués officiellement par arrêté du préfet de la Gironde en date du 2 juin 1906, nous nous divisâmes en cinq Sous-Commissions de deux membres, entre lesquelles fut réparti le travail d'inspection de toutes les écoles ;

Que les directeurs, les directrices, les maîtres et maîtresses de chaque école, mis au courant par les explications techniques qui leur furent fournies par nous dans une réunion préparatoire le 19 mai 1906 et par les indications précises de MM. Alliaud, inspecteur d'académie, et Rotgès, inspecteur primaire, établirent, en faisant, sur notre demande, la part large, un premier choix d'enfants leur paraissant, pour une raison quelconque (défaut d'intelligence, dépression, torpeur, instabilité, irritabilité, agitation, tics, impulsions, mauvais instincts, etc.), n'être pas comme les autres ;

Que c'est ce groupe d'enfants présumés anormaux et volontairement trop compréhensif qu'avec la collaboration du médecin-inspecteur de l'école, nous examinâmes soigneusement un à un, relatant sur des fiches imprimées, préparées au nom de chacun par les maîtres des classes correspondantes, les principales particularités et le diagnostic résultant de nos constatations propres et des renseignements complémentaires fournis par les éducateurs.

J'ajoute qu'ayant à examiner individuellement 1,529 enfants, à quatre ou cinq au plus par heure, la Commission a dû mettre deux ans pour parachever son œuvre : une année pour l'inspection des écoles de garçons, une année pour l'inspection des écoles de filles.

Et si je mentionne ce souvenir, ce n'est pas seulement pour

---

(1) Voir Index bibliographique.

faire ressortir toute la valeur de la statistique ainsi obtenue et qu'aucune ville n'a encore édifiée sur des données aussi larges et aussi précises ; c'est aussi pour rappeler, une fois encore, le rare dévouement dont ont fait preuve, pour mener à bien cette longue enquête, tous mes collègues de la Commission.

Bien qu'effectués par cinq Sous-Commissions différentes et sur des chiffres de présentés variables suivant les maitres, nos deux recensements successifs ont donné exactement les mêmes résultats, soit 5,17 °/₀ d'anormaux psychiques chez les garçons et 5,79 °/₀ chez les filles.

Ces résultats peuvent donc être considérés comme se rapprochant de la réalité et nous croyons qu'on peut admettre que, dans toute population scolaire, il existe une moyenne de 5 à 6 °/₀ d'anormaux psychiques. C'est du reste à peu près à cette moyenne (4 à 5 °/₀) qu'avaient abouti les premières recherches méthodiques opérées par Bourneville et ses élèves, dans deux écoles de Paris.

Nos anormaux psychiques recensés, il s'agissait de les répartir en catégories distinctes. Aucune des classifications adoptées jusqu'à ce jour ne nous donnant satisfaction à cet égard, nous avons, après échange de vues, adopté en Commission un cadre médico-pédagogique à la fois simple et pratique, dans les divisions duquel sont venus se ranger, naturellement et sans effort, tous nos jeunes sujets.

Pour cela, nous avons pris pour base de distinction ce fait fondamental, tant au point de vue scolaire qu'au point de vue médical, que, parmi les anormaux, et quel que soit leur degré d'instruction, les uns sont *arriérés* ou, pour mieux dire, *inférieurs*, c'est-à-dire au-dessous du niveau mental commun, tandis que les autres ne le sont pas.

Cela étant, les arriérés se subdivisent naturellement, suivant le degré de leur arriération ou infériorité, en *arriérés légers*, *arriérés moyens* et *arriérés profonds*.

Enfin, arriérés ou non arriérés, les anormaux se distinguent — et ceci a, scolairement, une certaine importance — en *calmes* et en *agités* ou *instables*.

Tel est notre classement, qui englobe toutes les catégories existantes d'anormaux psychiques, y compris ceux atteints d'une complication névropathique telle que asthénie, hystérie, épilepsie, tics, etc.; car, névropathe ou non, un enfant anormal est toujours et avant tout, au point de vue médico-pédagogique : 1° *arriéré* ou *non arriéré*; 2° *calme* ou *agité*.

Je résume ici ce classement sous forme de tableau.

Classement médico-pédagogique des anormaux psychiques.

I. — *Anormaux non arriérés*		calmes. agités.
II. — *Anormaux arriérés.*	1° légers	calmes. agités.
	2° moyens	calmes. agités.
	3° profonds . . .	calmes. agités.

Je n'ai pas l'intention de discuter ici les diverses classifications d'anormaux psychiques. Cela m'entraînerait trop loin. Je me borne, puisque la question est d'actualité et que le prochain Congrès international de psychologie de Genève (3-7 août 1909) l'a inscrite à son ordre du jour, avec des rapports de Decroly (de Bruxelles), de Ferrari (de Bologne), de Th. Heller (de Vienne), de Lightner Witner (de Philadelphie), à appeler l'attention sur la simplicité de notre cadre médico-pédagogique.

Utilisé déjà en maints endroits, notamment par notre élève le docteur Cambriels (1) dans son enquête sur les anormaux psychiques des écoles de Narbonne, de tous points identiques à la nôtre comme résultat, et par le docteur Caillard (2) dans

---

(1) Voir Index bibliographique.

(2) Docteur Caillard, *Étude médicale sur les pupilles difficiles de l'Assistance publique de l'arrondissement de Saint-Omer* (*La Revue philanthropique*, 1909).

son étude, en cours de publications, sur les pupilles de l'Assistance publique de sa circonscription du Pas-de-Calais, où il a constaté la proportion énorme mais non surprenante de 54 °/₀ d'anormaux, ce classement a paru à tous d'une compréhension et d'un emploi des plus faciles (1). Généralisé à l'ensemble des recensements scolaires, il permettrait de réunir assez vite une série de documents comparables, dont la confrontation offrirait un grand intérèt.

Création de classes spéciales.

La création de classes d'anormaux, sans reconnaissance antérieure du terrain, sans enquête préalable, se heurte inévitablement à des difficultés et à des erreurs. Elle devient au contraire très aisée et très exacte lorsqu'elle a été précédée d'un recensement technique de tous les tarés psychiques avec classement méthodique par sexe, par école, par classe, par degré et par forme morbides. C'est ce qui s'est produit à Bordeaux.

Gràce au travail de la Commission médicale, les matériaux étaient déjà tout prèts ; si bien que, lorsqu'au printemps de 1907, M. Baguer et Mlle Stupuy, chargés par M. le Ministre de l'Instruction publique de susciter un mouvement en faveur des classes d'anormaux dans les grands centres, vinrent à Bordeaux, ils n'eurent qu'un mot à dire pour être écoutés. La conférence publique faite le 2 février 1907, à l'Athénée, par M. Émile Martin, professeur au Lycée et conseiller municipal, avait achevé d'ailleurs de préparer et de disposer le milieu. En sorte qu'à la rentrée des vacances de Pâques, le maire de Bordeaux, M. de la Ville de Mirmont, adjoint à l'Instruction publique, le recteur, l'inspecteur d'académie, l'inspecteur primaire purent, du jour au lendemain et sans à-coups, créer,

---

(1) Docteur GRANJUX, *De la prophylaxie de l'insociabilité par la sélection scolaire.* Conférence à l'École des hautes études sociales (*Archives d'Anthropologie criminelle et de médecine légale,* 15 avril 1909).

dans les conditions les meilleures, deux classes d'anormaux. Il suffit pour cela que, sur le vu des fiches dressées par la Commission et d'après toutes les indications qu'elles nous fournissaient, l'inspecteur primaire, les directeurs d'écoles et moi choisissions les enfants qui devaient composer ces classes. Ce fut l'affaire d'un instant.

L'histoire de la création et de l'organisation des classes d'anormaux de Bordeaux se trouve écrite dans un premier rapport de M. l'inspecteur d'académie Alliaud, paru en juillet 1907 (1) et dans la deuxième partie de la présente étude due à M. Rotgès, inspecteur primaire. On voit là, notamment, comment les familles intéressées, éclairées par les explications des directeurs d'écoles, se montrèrent enchantées et reconnaissantes d'une fondation qui assurait à leurs enfants le dévouement continu et particulièrement attentif d'un maître et la surveillance régulière d'un médecin autorisé.

Je ne reviendrai pas sur tous ces points et je me bornerai à indiquer ici la façon dont le service médical des classes d'anormaux a été institué et a fonctionné depuis, à Bordeaux.

Organisation de l'inspection médicale spéciale.

Jusqu'à ce moment, c'est-à-dire pendant toute la durée des travaux préliminaires, nous avions, mes collègues et moi, collaboré avec les maîtres, en vertu de la délégation du préfet ci-dessus visée.

Cette délégation ayant pris fin avec son objet, je me considérai comme n'étant plus en droit de faire acte médical dans le milieu scolaire et il devint nécessaire de régulariser la situation.

Cela eut lieu rapidement grâce à M. Bellocq, adjoint délégué à l'Hygiène et à l'Assistance publiques, à M. Alliaud, inspecteur d'académie, et à M. le Préfet.

Par arrêté du préfet de la Gironde en date du 17 août 1907,

---

(1) Voir Index bibliographique.

sanctionnant l'arrêté municipal du 26 juillet 1907, je fus nommé médecin-inspecteur spécialiste des écoles primaires de Bordeaux. A ce titre, j'étais chargé de l'inspection médicale des enfants des écoles pour tout ce qui concerne les affections du système nerveux et, en particulier, de l'inspection médicale des classes et écoles d'enfants anormaux.

Généralisant cette très heureuse innovation, non encore réalisée en France ni dans la plupart des pays étrangers, la Division municipale d'Hygiène et d'Assistance publiques provoquait, en même temps, la nomination de médecins-inspecteurs spécialistes des écoles pour l'oto-rhino-laryngologie, pour la dermatologie, pour l'oculistique, pour l'odontologie, la chirurgie des enfants, l'orthopédie. Nous verrons plus loin l'intérêt présenté par la création de ces inspections spéciales au point de vue des classes d'anormaux.

Aussitôt nommé, je demandai à l'Administration municipale de m'adjoindre deux auxiliaires : le docteur Abadie et le docteur Jacquin.

Désignés l'un et l'autre comme inspecteurs spécialistes adjoints, le docteur Abadie voulut bien se charger de la classe Montgolfier, le docteur Jacquin de la classe Saint-Charles.

Un médecin spécial pour chaque classe d'enfants anormaux comprenant au plus vingt élèves, cela peut paraître, au premier abord, excessif; en réalité, cela est indispensable si l'on veut que ce médecin puisse examiner individuellement et à fond chaque enfant, rédiger en détail, comme il le ferait pour un malade d'hôpital, son observation somato-psychique, le surveiller et le suivre régulièrement, de concert avec le maître, dans son incessante évolution.

Ma conviction est aujourd'hui bien établie sur ce point et j'estime que, si l'on veut que la collaboration médico-pédagogique porte ses fruits, il faut que toute classe d'anormaux ait son médecin spécial à côté de son éducateur.

Le choix seul du docteur Abadie et du docteur Jacquin était un sûr garant que la partie médicale de notre œuvre des classes d'anormaux était en excellentes mains et donnerait des résultats.

Je ne saurais faire trop l'éloge de mes collaborateurs. Pénétrés l'un et l'autre de l'importance de leur fonction, à la fois si haute et si délicate, ils se sont acquittés de leur tâche avec une compétence, un tact, un dévouement parfaits, s'intéressant de plus en plus à leurs pupilles au fur et à mesure qu'ils les fréquentaient, devenant, au cours d'une collaboration humanitaire commune, les amis de maitres dont ils admiraient comme nous tous, en les secondant de leur mieux, les intelligents efforts.

Étude médicale des enfants des classes spéciales.

A.— *Par le médecin spécialiste de la classe.*

Le docteur Abadie et le docteur Jacquin ont établi, l'un sur feuille ordinaire et sans rubriques imprimées, l'autre sur une feuille à rubriques, inspirée à la fois de la fiche de Binet et Simon et de la fiche des *Hilfsschulen* allemandes, l'observation médicale individuelle de chacun de leurs anormaux. Cette observation figure, avec l'observation pédagogique rédigée par le maitre et tous autres documents complémentaires, y compris la photographie, dans le dossier cartonné de l'enfant, ainsi au complet et régulièrement tenu à jour.

Ces dossiers médico-pédagogiques ont vivement intéressé les visiteurs de nos classes d'anormaux, en particulier la délégation lyonnaise venue à Bordeaux sous la direction de M. le professeur Beauvisage, en octobre 1907, et M. le recteur Canella, de l'Université d'Oviedo, qui, tout récemment, en a réclamé quelques-uns comme modèles dans le but de provoquer, en Espagne. la création de classes du même genre.

L'observation médicale rédigée par le docteur Abadie et le docteur Jacquin vise successivement: 1º les antécédents de famille; 2º les antécédents personnels de l'enfant; 3º l'état corporel; 4º l'état psychique. Elle contient, sur ces divers points, toutes les indications possibles.

Il eût été fastidieux de reproduire ici les détails de chacune

2

de ces observations, à moins de les grouper, comme Rouma (1), dans un tableau général. Mes excellents collaborateurs m'ont singulièrement facilité la tâche en réunissant tous les faits saillants d'ordre médical relevés par eux dans leur classe, et en rédigeant l'un et l'autre un rapport d'ensemble dont les renseignements qui suivent ne sont que l'extrait condensé.

Antécédents de famille. — Ainsi qu'il fallait s'y attendre, l'alcoolisme, la tuberculose et, autant qu'on a pu le constater, la syphilis, sont les états pathologiques qui dominent dans l'ascendance de nos anormaux.

« Les pères, dit le docteur Abadie, sont tous malades, à l'exception de trois qui paraissent bien portants. Mais de ces trois, le premier tient un débit d'alcool et on n'est pas sûr de sa sobriété ; le second est d'une famille de faibles d'esprit et inintelligent lui-même ; le troisième est fils de tuberculeux et d'intelligence très insuffisante.

Sur les autres, trois sont morts tuberculeux ; dix sont alcooliques avérés ; deux sont à la fois alcooliques et tuberculeux. On compte donc treize alcooliques parmi les dix-neuf pères de nos jeunes sujets.

Les mères comprennent six femmes bien portantes en apparence ; six autres ont déclaré avoir eu des accidents nerveux, en particulier des crises convulsives ; trois ont été atteintes de tuberculose ; une est alcoolique avérée ; une a été soignée pour folie, une est de mœurs faciles.»

Voilà ce que donnent les anamnestiques relativement à l'ascendance de nos sujets.

Antécédents personnels. — Au point de vue des antécédents personnels, le docteur Jacquin relève, chez ses vingt arriérés, deux cas de naissance avant terme, huit cas de convulsions infantiles, seize cas de retard dans l'apparition des premières

---

(1) G. ROUMA, *Notes pédagogiques sur une classe d'enfants anormaux* (*L'Educateur moderne*, février, mars, avril 1908).

dents, dans le début de la marche et de la parole, deux cas d'incontinence d'urine, etc., sans compter le bilan habituel des maladies du jeune âge.

État corporel. — Les anormaux de nos classes sont de *taille* relativement petite.

Leur *crâne*, plus ou moins volumineux et du type surtout brachycéphale, est souvent asymétrique avec malformations variables, parmi lesquelles domine soit l'aplatissement, soit la saillie exagérée de l'écaille occipitale. Un enfant de Montgolfier est franchement hydrocéphale ; il a eu une méningite à l'âge de trois ans.

L'asymétrie de la face est souvent liée à celle du crâne, avec parfois du prognathisme inférieur et diverses autres anomalies visuelles, auriculaires, dentaires, etc.

Le docteur Abadie, relevant *l'aspect général* de la physionomie des enfants, signale : trois fois seulement un aspect vigoureux ; cinq fois un aspect de moyenne santé ; dix fois un aspect chétif, maladif et souffreteux ; une fois l'aspect anthropoïde. Il signale aussi l'air dolent, soucieux, penaud, sournois, battu, vieillot. Le docteur Jacquin insiste sur la fréquence de la paramimie, c'est-à-dire d'une mimique paradoxale, contradictoire, discordante.

« L'examen du *thorax*, dit le docteur Abadie, montre qu'il est rarement développé normalement et symétriquement. La cage thoracique est souvent étroite, étriquée. Dans trois cas, un hémi-thorax est plus réduit que l'autre. Dans cinq cas, on a noté de la scoliose légère, réductible ; dans un cas, une scoliose plus accentuée, une fois de la lordose lombaire.

« L'auscultation du *cœur* n'a pas fourni d'observations dignes d'être notées. Dans un cas, chez un enfant à poitrine étroite, il existait de la tachycardie permanente.

« L'auscultation des *poumons* a montré, dans la plupart des cas, une respiration insuffisante, souvent inégale des deux côtés, sans signes stéthoscopiques significatifs. Chez un enfant hérédotuberculeux, il existe de l'emphysème de tout le côté droit. Le type respiratoire est généralement diaphragmatique. »

En ce qui concerne les *organes digestifs*, le docteur Abadie a constaté, à la classe Montgolfier, chez cinq enfants, la paroi abdominale flasque, relâchée, le ventre fort. Chez l'un d'entre eux, il existe de la ptose abdominale vraie, avec double hernie inguinale. Sept enfants ont l'estomac distendu ou dilaté, le foie gros et souvent sensible à la percussion. Trois d'entre eux sont des constipés habituels.

A propos de l'appareil digestif et de ses fonctions, le docteur Jacquin insiste avec raison sur un fait qu'ont relevé tous ceux qui se sont occupés de près, jusqu'ici, des anormaux psychiques des écoles, à savoir *l'insuffisance de leur alimentation* dans la famille.

« Sans doute, fait-il observer, l'insuffisance d'alimentation ne suffit pas à créer, seule, l'arriération mentale, mais elle peut contribuer à l'entretenir et à l'accentuer davantage. Quelques-uns de nos arriérés, ajoute-t-il, privés d'une nourriture suffisante, prenaient par contre, en plus ou moins grande quantité, des boissons alcoolisées, plus spécialement du rhum ou de l'eau-de-vie dans le café. On pourrait peut-être expliquer ainsi les insomnies, les terreurs nocturnes, l'irritabilité, l'agitation observées chez ces enfants. »

Les *membres* ne présentent généralement rien de particulier. Ils sont forts et bien construits. Le docteur Abadie a relevé, chez un de ses anormaux, les reliquats d'une paralysie infantile ancienne de la jambe gauche ; chez un autre, une cicatrice et une déformation du pied résultant d'une tuberculose guérie du calcanéum. Deux ont des membres longs et grêles. Un a la peau des membres épaissie par endroits, à la façon de la peau myxoedémateuse ; il possède, d'autre part, une figure blafarde, bouffie, d'aspect lunaire et réalise un type de myxoedème fruste.

Les *extrémités* (mains et pieds) sont généralement normales.

Le docteur Abadie et le docteur Jacquin ont porté leur attention du côté des organes génitaux.

Le premier signale, chez quelques-uns de ses anormaux, le phimosis, la cryptorchidie, rarement l'exagération de volume des organes, le plus souvent leur petitesse et leur peu de développement. Chez beaucoup, il existe des signes d'attouchements fréquents, bien que quatre ou cinq seulement aient avoué des pratiques d'onanisme.

Le docteur Jacquin a observé un épispadias léger, six ectopies testiculaires, de nombreux cas de phimosis. « La masturbation, dit-il aussi, est plus fréquente qu'on ne le croit. Nous en avons vu quelques exemples et il nous a paru utile d'attirer l'attention du maître sur ce point. »

Dans le domaine du *système nerveux*, les documents recueillis par nos médecins-inspecteurs adjoints ont été abondants et concordants. Voici ce que dit à cet égard le docteur Jacquin :

« Le dynamomètre nous a montré, chez tous nos enfants ou presque tous, une conservation de la *force musculaire* ; il nous manque cependant, pour l'affirmer d'une façon ferme, l'épreuve comparative faite chez des enfants normaux du même âge.

« Si la force musculaire est conservée ou à peu près, par contre *l'habileté manuelle* n'est pas toujours très développée. Il suffit, pour s'en convaincre, de faire faire aux enfants quelques exercices un peu compliqués. Il y a peut-être là quelque chose d'analogue à ce qui a déjà été noté à propos de la mimique. Les mouvements réclamés par un acte un peu complexe ne sont pas toujours coordonnés, paraissent même contradictoires et dépassent le but. C'est une sorte de paratonie, qu'on peut ranger dans la catégorie des débilités motrices étudiées récemment par Dupré. Ce phénomène se rencontrerait de préférence chez les arriérés les plus touchés cérébralement.

« L'étude des *réflexes tendineux* ne mérite pas de nous arrêter. Trois enfants cependant présentaient des réflexes rotuliens vifs. Ce symptôme n'avait de réelle importance que chez un arriéré profond post-typhique offrant de l'hyperréflectivité tendineuse, de la trépidation épileptoïde, une marche spasmodique, une parole brève et explosive.

« Les *tics*, relevés avec soin, ont été constatés chez neuf enfants sur vingt. Ce sont des tics rarement systématisés, consistant parfois en véritables grimaces et prédominant à la face, de préférence sur les paupières ou sur les lèvres.

« Les *sensibilités* tactile, thermique et douloureuse nous ont paru conservées. Le sens stéréognostique est intact. La sensation de rugueux, de poli, de poids est presque toujours normale. Nous avons soigneusement cherché *l'appoint névropathique* : hystérie, épilepsie, neurasthénie. Un seul de nos élèves, arriéré mental léger, fils d'alcoolique, qui a uriné tard au lit, est sujet à des impulsions brusques, violentes, précédées parfois de pâleur, tous symptômes qu'on pourrait à la rigueur rattacher à l'épilepsie.

« Quant à la *céphalée*, on l'observe souvent et elle est un excellent indice de fatigue cérébrale. »

État psychique. — Au point de vue psychique, un fait important se dégage : c'est que, malgré des différences apparentes, on retrouve, chez la plupart des anormaux, des particularités identiques, constituant en quelque sorte les stigmates fondamentaux de leur psychicité.

Leur *intelligence* proprement dite est des plus variables. Elle va depuis celle de l'arriéré léger jusqu'à celle de l'arriéré profond, en passant par tous les degrés intermédiaires ; et à côté de ce demi-idiot post-typhique de la classe Saint-Charles, cité plus haut, qui est bien plutôt un anormal d'asile qu'un anormal d'école, on en peut citer qui comprennent et s'assimilent ce qu'on leur enseigne presque aussi bien que les normaux du même âge. La plupart aiment *la musique* et *le chant*. Quelques-uns sont doués d'aptitudes artistiques. Beaucoup ont le sens de *l'imitation* ou plutôt du *mimétisme* développé et poussé parfois jusqu'au comique.

Chez tous, quels qu'ils soient, et c'est là, comme il fallait s'y attendre, le trait caractéristique, l'attention, cette « volonté intellectuelle » (Ribot), ce « moteur de la vie de l'esprit » (Nayra), est nulle ou des plus fugaces. C'est au prix de mille difficultés qu'on parvient à fixer leur esprit, et encore n'est-ce que pour un instant. Incapables d'un effort sérieux et surtout d'un effort soutenu, ils tombent rapidement dans la distraction, dans l'amusement, dans la rêverie automatique ou la somnolence hébétée, se reprenant à demi sous la stimulation du maître, mais pour s'abandonner de nouveau aussitôt après. L'anomalie scolaire, sous toutes ses formes, est le triomphe de l'aprosexie.

L'attention étant le grand pourvoyeur des souvenirs, il va de soi que chez nos anormaux la *mémoire* est fuyante, infidèle et que les impressions passent et disparaissent sans pour ainsi dire laisser de trace.

L'*instabilité* est tellement la note dominante de ces cerveaux qu'elle arrive presque toujours à se manifester du côté de l'activité physique.

Tant et si bien que la subdivision des anormaux en calmes et instables, que nous avions adoptée dans notre classement général comme dans la constitution de nos deux classes d'anormaux, l'une d'agités, l'autre de déprimés, si elle reste exacte en principe, est loin, en pratique, de correspondre à l'absolue réalité.

Sauf quelques rares arriérés, toujours uniformément les mêmes, la plupart des autres varient plus ou moins dans leur humeur et dans leur mode de réaction.

Chez certains, et le docteur Jacquin a judicieusement noté le fait, ce sont des moments d'excitation qui traversent, par périodes, le calme habituel.

Chez d'autres, la torpeur et l'agitation semblent alterner à peu près régulièrement, comme en une sorte de balancement cyclothymique.

Il n'y a donc pas des anormaux tout instables ou tout calmes, tout agités ou tout déprimés ; il y a surtout, comme dit Jacquin, « des types mixtes, chez lesquels l'instabilité, l'agitation, la turbulence n'existent pas toujours de façon continue et permanente, mais procèdent par bouffées, par intermittences ».

C'est là un fait qui ressort très nettement de nos observations et de celles des maitres.

Un autre fait à signaler, corollaire, pour ainsi dire, du précédent, c'est la variabilité, chez tous nos enfants, du *caractère*, de *l'affectivité*, avec tendance plus grande à *l'insensibilité morale*, à l'égoïsme.

Jacquin remarque toutefois que l'indifférence émotionnelle, l'inaffectivité ne sont pas toujours, chez eux, aussi marquées qu'on a voulu le dire; quelques-uns aiment réellement leurs parents et font preuve, vis-à-vis du maître, d'une réelle affection.

Beaucoup sont de *nature honnête* et doués de *bons sentiments* (Abadie), mais leur moralité est bien fragile et leur notion du bien et du mal bien incomplète. Ils sont, plus que les autres, portés au *mensonge*, au *vol*, à la *méchanceté*, à la *cruauté*, aux *actes pervers*, souvent de façon irrésistible, automatique et presque inconsciente.

Car nos anormaux se distinguent encore, naturellement, par leur *impulsivité*, allant parfois jusqu'à *l'instinctivité*.

Cette impulsivité se manifeste par l'irréflexion, la spontanéité, la brusquerie de leurs gestes et de leurs actions, par leur irritabilité, leurs colères, parfois violentes, par leurs fugues subites et réitérées, devenues cependant beaucoup moins fréquentes depuis leur entrée dans la classe spéciale, qui exerce sur eux un attrait particulier.

Le type psychique de ces anormaux est réalisé par celui de la classe Montgolfier, qu'Abadie dépeint en quelques traits précis, ainsi qu'il suit : « C'est un garçon de treize ans, grand, vigoureux, parfait au point de vue physique. Il est intelligent moyennement. Sa mobilité d'attention n'a d'égale que son instabilité motrice. Il échappe à chaque instant à la surveillance et il a sans cesse besoin d'être tenu sous les yeux. Toujours en mouvement, il est paresseux à l'étude. Méchant, il bouscule ou martyrise ses camarades. Violent, il se sert volontiers des objets qui sont sous sa main pour frapper plus sûrement. Impulsif, il vole fréquemment et se défend ensuite avec énergie et habileté. Enfin, ce qui domine tout chez lui, c'est la facilité avec laquelle il se livre à des fugues de courte durée, mais sur lesquelles il ne fournit aucun détail : « Ces fugues surviendraient « surtout, dit la mère, après des nuits agitées, entrecoupées de

« cauchemars. » Ce dégénéré est le fils d'une hystérique et d'un alcoolique, le neveu d'un aliéné. »

B. — *Par les médecins-inspecteurs des diverses spécialités.*

Il n'a pas été question jusqu'ici, dans ce relevé, de l'examen médical de nos anormaux, de l'état des organes des sens, des dents et du squelette osseux.

J'ai voulu noter à part ces indications, pour leur donner plus de relief, car c'est l'un des points sur lesquels Bordeaux a surtout fait, en la matière, œuvre d'initiative et d'utilité.

On a vu plus haut que la Municipalité de notre ville, très heureusement inspirée, avait, au cours de l'année 1907, nommé un médecin-inspecteur spécialiste des écoles, avec adjoints, pour chacune des grandes spécialités médicales et chirurgicales présentant une réelle utilité pour la population scolaire.

Pénétré de cette conviction, déjà acquise et exprimée par nous ailleurs (1), « que les anormaux, à quelque catégorie qu'ils appartiennent : anormaux d'école, anormaux d'établissements de réforme, anormaux profonds ou d'asiles, sont avant tout des malades, des tarés, et que leurs défectuosités psychiques s'accompagnent de défectuosités physiques qui entretiennent et aggravent, lors même qu'elles ne contribuent pas à le créer, leur arrêt de développement mental » ;

Reconnaissant, par suite, « qu'il y a intérêt majeur à débarrasser les anormaux de ces défectuosités physiques, souvent curables ou améliorables, de façon à les mettre en état de bénéficier au maximum de l'éducation intellectuelle et morale dont ils relèvent » ;

Nous avons fait appel au savant et aimable concours de nos collègues les médecins-inspecteurs spécialistes et les avons priés d'examiner individuellement chacun des enfants de nos deux classes d'anormaux et de noter le résultat de cet examen sur une fiche, à joindre à son dossier, avec indication du traitement ou de l'intervention opératoire, s'il y avait lieu.

---

(1) Index bibliographique, n° **8**.

Nos collègues ont répondu avec empressement à cet appel et voici, brièvement résumés, l'ensemble et le résultat de leurs constatations.

Examen des yeux. — L'examen des yeux a été pratiqué, dans les deux classes, par le docteur Cabannes, médecin-inspecteur spécialiste, professeur agrégé à la Faculté de Médecine.

École Saint-Charles. — « Neuf sujets sur dix-sept examinés sont emmétropes et ont une vue et des yeux normaux. Six ont des taies de la cornée, d'origine lymphatique. La plupart de ces derniers ont de l'astigmatisme irrégulier, qui est la conséquence des taies. L'acuité visuelle est en général assez bonne, car les taies sont habituellement petites, périphériques ou paracentrales. Dans un cas, il existe de l'astigmatisme régulier, hypermétropique, sans néphélions cornéens, avec une vision assez médiocre et en somme inférieure à celle des sujets, relativement nombreux, qui présentent des taies lymphatiques cornéennes.

« Dans deux observations, j'ai noté du strabisme interne, dont l'angle varie entre 16° et 35°. Ces strabismes sont liés à l'existence des taies de la cornée et sont subordonnés à ces dernières. Ils ont par conséquent, au point de vue dégénérescence, moins d'importance dans ces conditions, puisque ce n'est pas le cerveau, mais l'état des yeux qui en commande l'origine.

« Ce qui frappe le plus dans cette statistique, c'est le nombre extraordinaire de taies cornéennes (1/3 des sujets). »

École Montgolfier. — « J'ai, sur onze sujets, trouvé plus de normaux visuels que dans l'école précédente. La vue de la plupart est excellente. Il y a quelques anisométropes (yeux inégaux), un myope assez élevé, un cas avec taie cornéenne.

« Parmi les tares oculaires des anormaux psychiques présentés à mon examen, je n'ai pas rencontré de colobomes pupillaires, de cataractes congénitales, de névrites et atrophies optiques, de dégénérescences pigmentaires de la rétine, de nystagmus, etc. »

Depuis l'examen du docteur Cabannes, il a été constaté, chez un élève de la classe Montgolfier, de l'irido-choroïdite spécifique, qu'on s'occupe de faire traiter.

Quatre enfants de la classe Saint-Charles, parmi ceux dont l'acuité visuelle laissait le plus à désirer, ont été présentés de nouveau à l'examen du docteur Cabannes. La vue de trois d'entre eux n'est pas sensiblement améliorée par les verres. Au quatrième, il a été prescrit des verres sphériques pour les deux yeux. Un enfant a été guéri d'une kératite phlycténulaire ; un autre, d'une conjonctivite.

A la classe Montgolfier, les deux élèves les plus atteints ont été munis de verres et leur vue s'est bien améliorée. Pour les autres, il a été tenu compte de leur acuité visuelle en leur assignant des places convenables.

Examen oto-rhino-laryngologique.— Cet examen a été pratiqué par le docteur Ardenne, l'un des médecins-inspecteurs spécialistes adjoints du professeur Moure.

A la classe Saint-Charles, il a porté sur dix-huit élèves.

Oreilles.— Ouïe normale chez douze sujets (voix chuchotée de 7 mètres à 3 mètres). Diminution de l'acuité auditive du côté gauche, cinq cas (voix chuchotée de 0m 50 à 0m 10). Diminution de l'acuité auditive à droite, six cas (de 0m 50 à 0m 05).

Les trois enfants le plus gravement atteints et susceptibles de guérison (écoulements, otites suppurées, etc.) ont été présentés à la clinique du professeur Moure.

Le traitement a duré deux mois. Deux d'entre eux sont complètement guéris, à la grande satisfaction des parents. Le troisième, encore en traitement, doit subir prochainement une opération.

Nez et Gorge. — Coryza purulent, trois cas. Végétations adénoïdes volumineuses nécessitant une intervention, quatre cas, dont trois ont déjà été opérés, deux, à deux reprises différentes, à la clinique du professeur Moure, par le docteur Brindel, aide de clinique, l'un de ses médecins-inspecteurs adjoints. Chez ces enfants, le docteur Jacquin a pu constater les résultats suivants contrôlés par l'instituteur : diminution marquée de l'agitation, de l'instabilité, amélioration de l'état général, augmentation assez notable du périmètre thoracique.

A la classe Montgolfier, l'examen du docteur Ardenne a porté sur dix-huit enfants.

Oreilles. — État normal, six cas. Surdité d'origine centrale, un cas. Bourdonnements, quatre cas. Douleurs vives et fréquentes, un cas. Otites doubles adhésives, deux cas. A gauche, otite sèche, un cas. A droite, otites catarrhales, six cas ; otites sèches, deux cas.

Aucune intervention opératoire n'a été nécessaire.

Nez. — État normal, sept cas. Coryza purulent, quatre cas. Varices et saignements de nez, trois cas. Cornets volumineux, deux cas. Éperons de la cloison, deux cas.

Gorge. — État normal, sept cas. Végétations adénoïdes, grosses ou naso-pharynx granuleux, huit cas. Hypertrophie des amygdales, deux cas. Laryngite nodulaire, un cas.

Trois élèves ont été opérés, durant les vacances, par le docteur Ardenne.

Examen des dents. — L'examen des dents a été pratiqué par le docteur Dunogier, médecin-inspecteur spécialiste, et le docteur Chaminade, médecin-inspecteur spécialiste adjoint.

Au point de vue des anomalies rencontrées, mon collègue, le docteur Dunogier, voulut bien m'adresser la note suivante, à la date du 28 juillet 1908 :

« Vingt-six enfants (quinze à Montgolfier, onze à Saint-Charles) se sont présentés à mon examen.

« Les maxillaires, en général, sont bien développés, sauf chez deux d'entre eux, dont l'un a une atrésie très manifeste des deux mâchoires, l'autre une atrésie du maxillaire supérieur avec rétroversion des incisives supérieures et un léger prognathisme du maxillaire inférieur. Chez ce dernier, l'articulation se fait seulement par les incisives centrales.

« Chez cinq enfants, il existe des anomalies d'évolution caractérisées par un retard dans l'apparition des dents permanentes. Nous avons constaté :

« Trois anomalies de grosseur, dont deux cas de gigantisme, un de nanisme ;

« Quatre anomalies de structure, caractérisées par des érosions légères, tant sur les molaires de lait que sur les permanentes (dents de six ans et incisives) ;

« Trois anomalies de direction (rétroversion surtout) ;

« Trois anomalies de disposition, caractérisées par l'écartement des incisives centrales supérieures et inférieures. »

Quatre de ces enfants ont été soignés pour les dents.

Examen orthopédique. — L'examen orthopédique a été pratiqué par le docteur Gourdon, médecin-inspecteur spécialiste. Voici la note individuelle des enfants examinés qu'il a bien voulu me remettre.

École de la rue Montgolfier :

1. — T. (Georges). 12 ans 1/2 : Paralysie infantile du membre inférieur gauche. Scoliose statique lombaire gauche.

2. — M. (Jean). 8 ans : Normal.

3. — C. (Fernand). 13 ans : Normal.

4. — M. (André). 10 ans : Normal.

5. — T. (Pierre). 11 ans : Rachitisme : front très bombé, pieds plats accentués.

6. — M. (Fernand). 7 ans : Normal.

7. — R. (André). 8 ans : Normal, mais maladresse en marchant.

8. — M. (Roger). 10 ans : Normal.

9. — L. (Robert). 10 ans 1/2 : Très bien constitué physiquement.

10. — F. (Félix). 9 ans : Normal.

11. — M. (Maurice). 8 ans : Normal.

12. — G. (René). 10 ans : Normal.

13. — F. (Léon). 11 ans : Attitude guindée, raideurs articulaires.

14. — B. (Daniel). 13 ans : Rachitisme ; sternum en carène du côté droit ; légère

inflexion de la colonne ver-
tébrale vers la gauche ; tronc
petit proportionnellement à
la hauteur des membres
inférieurs.

École de la rue Saint-Charles :

1. — O. (Roger).   9 ans :   Mauvaise attitude habituelle
                                 vers la gauche, sans scoliose
                                 véritable.

2. — A. (Lucien).   9 ans :   Mauvaise attitude habituelle
                                 sans scoliose.

3. — L. (Louis).   9 ans :   Normal.

4. — G. (Jean).   10 ans : Ectopie testiculaire droite.

5.   P. (Bernard).   8 ans :   Rachitisme : bosses frontales
                                 accentuées.

6. — S. (Jean).   8 ans 1/2 : Normal.

7 — M. (René).   8 ans :   Normal.

8. — V. (André).   9 ans :   Mal de Pott cervical, datant
                                 de l'âge de 17 mois ; torti-
                                 colis gauche consécutif.

9. — D. (Georges).   8 ans 1/2 : Rachitique, déprimé ; *Scapulæ
                                 alatæ* prononcées ; diamètre
                                 antéro-postérieur du thorax
                                 rétréci.

10. — G. (Charles).   8 ans :   Normal.

11. — F.   8 ans :   Normal.

12. — F. (Fernand).   8 ans :   Rachitisme ; sternum en ca-
                                 rène médian.

13. — C. (Jean).   8 ans :   Ectopie testiculaire inguinale
                                 droite. Scoliose dorsale droite
                                 du premier degré.

14. — B. (Antoine).   8 ans :   Ectopie testiculaire double.

En résumé, sur **28** enfants examinés, au point de vue orthopédique, j'ai pu faire les constatations suivantes :

État normal   15

Paralysie infantile du membre inférieur gauche
    et scoliose statique.   1

Manifestations rachitiques   5

Mauvaise attitude habituelle sans scoliose
    véritable   3

Scoliose dorsale droite (premier degré) (le même
    malade a une ectopie testiculaire).   1

Ectopie testiculaire droite   2

Ectopie testiculaire double   1

· Torticolis gauche d'origine Pottique.   1

L'élève boiteux a été muni d'une chaussure spéciale pour corriger sa boiterie.

Pour tous les élèves, l'écriture droite a été adoptée.

Langage.— Les anormaux psychiques ont souvent des vices de langage plus ou moins accentués. C'est un fait aujourd'hui acquis, depuis les travaux des auteurs belges, ceux de Rouma en particulier.

Les enfants de nos classes spéciales n'échappent pas à cette règle. Plusieurs ont une articulation défectueuse. M. Robert, professeur d'orthophonie, que nous avons fait attacher, à ce titre, au pavillon d'anormaux de l'hôpital suburbain du Bouscat, a bien voulu les examiner individuellement. Voici la note qu'il nous a remise à ce sujet:

Classe Montgolfier.— Cet examen a porté sur quinze enfants de 8 à 14 ans. Je n'ai constaté chez eux ni dysphonie ni dyslalie méritant de retenir l'attention. Un élève a cependant, pour quelques mots, laissé entendre de la rhinolalie ouverte, explicable par l'opération d'adénotomie qu'il a subie il y a peu de jours: le paquet de végétations, qui naguère retenait les mouvements élévatoires du palais, n'étant plus là, le courant phonétique s'engage trop aisément dans le canal d'appel pharyngo-nasal que le voile du palais — par accoutumance et pour quelque temps encore — continue de laisser ouvert aux lieu et place qu'occupaient précédemment les végétations adénoïdes.

Deux enfants de la classe Montgolfier, atteints de bégaiement, avaient été guéris par le maître, avant l'époque de l'examen de M. Robert.

Classe Saint-Charles. — Dans cette école, quatorze élèves de 7 à 12 ans ont été examinés. Dix d'entre eux ont la voix et la parole normales. Sur les quatre autres, à remarquer un enfant de 7 ans, d'un bégaiement extrêmement accentué pour cet âge. Le professeur croyait en avoir eu raison, grâce à quelques exercices respiratoires ; mais il y a eu récidive, ce qui s'explique aisément par le caractère essentiellement intermittent du bégaiement. Les trois derniers élèves sont tributaires du sigmatisme — l'un de sigmatisme frontal assez léger, les deux autres de sigmatisme latéral, l'un à droite, l'autre à gauche ; ce dernier fait, de plus, de la rhinolalie ouverte sur quelques éléments articulés, d'ailleurs assez légèrement. C'est de l'indolence générale, dans sa phonation, plutôt que de la parésie du muscle vélo-palatin.

Un enfant de cette classe a un parler intermittent. C'est le dégénéré profond post-typhique.

En ce qui concerne *l'écriture*, il nous a paru que l'écriture gauche en miroir était plus fréquente chez les enfants anormaux que chez les autres. Un des membres de notre Commission médicale d'enquête, le docteur Lande fils, a étudié cette particularité en un intéressant article auquel je renvoie (1).

Examen cutané. — Terminons cette revue en disant que deux enfants de l'école Saint-Charles ont été adressés au professeur W. Dubreuilh, médecin-inspecteur spécialiste, et que, reconnus atteints de gale, ils ont été traités et guéris rapidement, comme plusieurs autres présentant des parasites plus communs.

On voit, par ces quelques indications, que, grâce à l'organisation très heureuse des inspections médicales spéciales des écoles, nous avons pu réaliser à Bordeaux ce qui, croyons-nous, n'a jamais été effectué nulle part ailleurs dans de telles conditions, savoir :

---

(1) Voir Index bibliographique, n° 11.

1° L'examen individuel et complet de chacun des enfants de nos deux classes d'anormaux, au point de vue des yeux, des oreilles, du nez, de la gorge, de la bouche, des dents, du squelette osseux, du langage, de la peau, par des spécialistes autorisés et attitrés, avec notation de chaque examen sur fiche spéciale jointe au dossier ;

2° Le traitement médical et chirurgical des anomalies et maladies, curables ou améliorables, révélées par ces divers examens.

Nous avons ainsi exécuté dans la mesure du possible, à l'école même, ce que nous disions l'année dernière à l'éminent directeur de l'Assistance et de l'Hygiène publiques au Ministère de l'Intérieur, M. Mirman, lors de sa visite à l'hôpital Delaye (Hôpital suburbain des enfants, du Bouscat) : « Un enfant anormal nous arrive. Tout est défectueux chez lui : les yeux, les oreilles, la bouche, les dents, le pharynx, les mains, les pieds, la parole, les organes de la reproduction. Il passe successivement, dans l'établissement même, entre les mains de l'oculiste, de l'oto-rhino-laryngologiste, du dentiste, de l'orthopédiste, de l'orthophoniste et nous revient après, revu et corrigé, et pour ainsi dire remis à neuf (1). »

Premiers résultats de l'action médicale.

A. — *Dans les classes spéciales.*

L'intervention des médecins-inspecteurs spécialistes a non seulement permis, on le voit, de dresser le bilan des défectuosités sensorielles et physiques de nos anormaux, mais encore de commencer à corriger, dans la mesure du possible, ces défectuosités.

Nous avons tenu, de notre côté, à mettre tout en œuvre pour améliorer, par des mesures thérapeutiques et hygiéniques, l'état de nos jeunes sujets.

---

(1) Voir Index bibliographique, n° 8.

Et d'abord, en raison des liens étroits qui existent entre l'arriération mentale et l'insuffisance d'alimentation, tous les enfants des deux classes d'anormaux, en particulier ceux dont la nourriture laissait chez eux à désirer, ont reçu et reçoivent un *supplément de la cantine scolaire*. C'est au reste ce que l'on tend à faire partout où fonctionnent des classes d'anormaux, notamment à Philadelphie et à Bruxelles, où a été fondée, en 1907, l'œuvre scolaire dite du « Bol de Café » (1).

Émus de constater que beaucoup de nos enfants étaient très mal chaussés, que quelques-uns mêmes ne venaient pas à l'école parce qu'ils n'avaient pas de chaussures, nous les avons pourvus de *sabots* durant tout l'hiver. L'été, deux distributions de *sandales* leur ont également été faites. Ils ont enfin été gratifiés de *blouses de travail*, indispensables pour les exercices de moulage.

Tous les mercredis pendant l'hiver, tous les mercredis et samedis pendant l'été, nos enfants sont conduits aux *bains-douches*. Ils ont ainsi, encouragés par le maître, appris à se laver, à aimer la propreté et, parfois, leur exemple a contribué à introduire ce goût salutaire dans la famille.

Dans les deux classes, on pratique tous les jours des *exercices d'assouplissement* suivant la méthode suédoise. On y joue également à des jeux divers : ballon, tonneau, croquet, etc.

La Municipalité de Bordeaux a accordé au docteur Delaye, en 1907, deux bourses de 500 francs pour l'entretien de deux enfants de la ville au *pavillon d'anormaux* de *l'hôpital suburbain* du Bouscat. Grâce à cette heureuse décision et en attendant la création de l'école autonome, les classes d'anormaux peuvent bénéficier des avantages de cette œuvre hospitalière, véritable internat médico-pédagogique. Un de nos pupilles, impossible dans sa famille, y a fait un séjour d'un an qui l'a notablement amendé et a permis de le placer à la classe spéciale de Saint-Charles.

---

(1) *Bulletin trimestriel de la Société protectrice de l'Enfance anormale*. Bruxelles, n° de janvier 1909.

L'année dernière, trois enfants de la classe de Saint-Charles ont été envoyés, durant vingt jours, aux *Colonies scolaires de vacances*. La mer les a rendus plus agités. Il fallait s'y attendre et l'expérience nous sera profitable. Nous tâcherons, pour les vacances prochaines, de faire bénéficier un plus grand nombre d'enfants de cette mesure au plus haut point salutaire et de sélectionner soigneusement ceux qui doivent aller en montagne ou à la campagne et ceux, plus rares, à qui convient le climat marin (1).

Tous nos anormaux, à l'exception d'un seul, ont pris, durant l'hiver, une fois par jour, à l'école, de *l'huile de foie de morue*. Ils la boivent avec plaisir, surtout lorsqu'on facilite son passage par une douce sucrerie, qui sert aussi à récompenser les efforts ou les bonnes actions.

Divers médicaments, tels que la Musculosine Byla, des toniques, la thyroïdine et autres produits opothérapiques Flourens, d'autant plus applicables ici que les insuffisances glandulaires ont, chez les arriérés, une fréquence et une importance notables, sont distribués à nos enfants, lorsque le médecin le juge utile.

Les effets de ces diverses mesures, à compléter, du reste, n'ont pas tardé à se faire sentir.

La *santé générale* de nos jeunes anormaux s'est améliorée. Ils ont meilleure mine, l'aspect mieux portant. Ils s'enrhument moins facilement.

La taille s'est développée chez tous, en moins d'un an, de trois à sept centimètres, avec une moyenne de cinq centimètres.

Au point de vue *psychique*, l'amélioration a été parallèle et l'on peut dire que, d'une façon générale, les enfants sont devenus plus calmes, plus dociles, plus malléables, plus aptes à l'éducation et à l'instruction.

On verra dans la partie pédagogique de ce rapport les progrès scolaires qu'ils ont commencé à réaliser.

---

(1) E. RÉGIS, *Du climat marin atlantique dans le traitement de la neurasthénie*. Rapport au 3e Congrès de Climatologie et d'Hygiène urbaine, Biarritz, 1908.

Assurément, ces progrès auront toujours une limite, en rapport avec le degré même de perfectibilité du sujet.

Il faut dire d'ailleurs, et c'est un point sur lequel nous sommes vite tombés d'accord, maîtres et médecins, que la classe spéciale ne représente pas le système idéal dans l'éducation des anormaux psychiques.

Avec ce système et pour toutes sortes de raisons, les enfants restent trop dans le milieu familial et trop peu dans le milieu scolaire.

Mais, tout en estimant que l'école-internat constitue le meilleur organisme en vue de cette éducation, nous pensons que la classe spéciale ou classe annexe devra être conservée. Elle restera indispensable pour instruire à part les arriérés légers, susceptibles de rentrer, au bout d'un temps plus ou moins court, dans les classes ordinaires, et aussi pour examiner médicalement et pédagogiquement, en un lieu d'observation des plus favorables, tous les anormaux, avant de décider le parti à prendre à leur endroit.

B. — *En dehors des classes spéciales.*

Je viens de montrer la part prise par les médecins spécialistes, de concert avec l'Administration et avec les maîtres, dans la préparation, l'organisation, le fonctionnement des classes d'anormaux à Bordeaux. Il me reste à indiquer ce qu'ils ont fait, dans le même but, en dehors de ces classes.

Le rapport préliminaire (1) que j'adressais, le 6 février 1907, au maire de Bordeaux au sujet des anormaux psychiques, résumait le programme à suivre dans les trois créations suivantes : 1° *Ecoles spéciales*; 2° *Consultation médico-pédagogique*; 3° *Cours spéciaux aux instituteurs.*

La *première partie* de ce programme est déjà presque réalisée. Deux classes d'anormaux fonctionnent et nous attendons la prochaine ouverture de nouvelles classes, pour garçons

---

(1) Voir Index bibliographique, n° 6.

et pour filles, et la fondation, tant souhaitée, d'une école-internat à la campagne.

La *deuxième partie* du programme a également reçu son exécution. Depuis l'année dernière, nous avons ouvert une consultation médico-pédagogique. Cette consultation, dirigée par nous avec l'assistance de nos médecins-inspecteurs adjoints, a lieu actuellement tous les premiers mardis de chaque mois, à 4 heures, c'est-à-dire à la sortie des classes, dans le local ordinaire de notre consultation clinique de la Faculté, sur laquelle elle est greffée. Elle est ouverte aux étudiants en médecine, aux directeurs, directrices des écoles primaires et maternelles, ainsi qu'aux maitres et maitresses de ces écoles, et, de façon générale, à tous les éducateurs de l'enfance et de la jeunesse.

Elle reçoit les enfants atteints d'anomalies ou de troubles nerveux et psychiques, particulièrement ceux des écoles publiques adressés par les maitres et maitresses et accompagnés d'un membre de leur famille.

Pour permettre aux instituteurs et aux institutrices de reconnaitre ces enfants parmi ceux qui leur sont confiés, nous avons fait imprimer l'instruction suivante, qui leur a été distribuée par les soins des directeurs et directrices des écoles.

MAIRIE DE LA VILLE DE BORDEAUX

DIVISION DE L'ASSISTANCE ET DE L'HYGIÈNE PUBLIQUES

Inspection sanitaire des Écoles communales

AFFECTIONS DU SYSTÈME NERVEUX

M   l   *Direct*   ,
de l'École communale de   *, rue*   *, n°*   ,
est prié de porter son attention sur les enfants atteints d'un ou plusieurs des symptômes ci-dessous et de les adresser, accompagnés d'un de leurs parents, et, si possible, du maitre, à la **consultation médico-pédagogique de M. le docteur Régis**, médecin-inspecteur spécialiste

des Écoles communales, le premier mardi de chaque mois, à 4 heures, salle des consultations cliniques de la Faculté de médecine, ancienne caserne Saint-Raphaël (en face l'église Sainte-Eulalie (1).

Principaux symptômes à observer :

1º **Convulsions, Tremblements.** — Convulsions, généralisées ou localisées, secousses, tics, grimaces, tremblements ou tous autres mouvements involontaires.

2º **Paralysies.** — Impotence musculaire sous toutes ses formes. Troubles de la marche. Troubles urinaires.

3º **Troubles du langage.** — Vices de langage de toute sorte.

4º **Troubles de la sensibilité du sommeil.** — Exagération ou diminution de la sensibilité physique, douleurs, maux de tête. Cauchemars, terreurs nocturnes, somnambulisme, insomnie.

5º **Troubles de l'intelligence.** — Difficulté ou impossibilité de comprendre, d'apprendre, de retenir, de composer, de juger, par rapport aux enfants du même âge.

Idées fixes, idées fausses, etc.

6º **Troubles de l'activité.** — Indolence, passivité, dépression, torpeur. Instabilité, inattention, agitation, turbulence; irritabilité, colère, violence, tendances et impulsions irrésistibles (en particulier fugues scolaires); mimétisme (tendance à l'imitation).

7º **Troubles du caractère et de la moralité.** — Manque de sensibilité morale et d'affection, tracasserie, méchanceté, cruauté, mensonge, vol, mauvais instincts, mauvaises habitudes, onanisme, etc.

Ces divers troubles peuvent s'associer en plus ou moins grand nombre entre eux, ainsi qu'avec des malformations et des défectuosités corporelles de tout ordre.

Le Médecin-inspecteur spécialiste,
Docteur E. Régis.

Cette consultation, encore à son début, et que M. Alliaud, inspecteur d'académie, et M. Rotgès, inspecteur primaire, prêchant d'exemple, ont bien voulu honorer de leur présence,

---

(1) Si le maître n'accompagne pas l'enfant, M   l   Direct   de l'École est prié   de faire parvenir directement au docteur Régis, avant l'envoi des enfants à la consultation spéciale, un résumé des observations que l   maîtr   de la classe et même auraient pu faire sur chacun d'eux et qui pourraient être utiles au médecin.

offre et offrira de plus en plus de l'intérêt. Aussi, ne peut-elle manquer de réussir. M. Robert, professeur d'orthophonie, assiste régulièrement à cette consultation et montre, pratiquement, comment on peut reconnaître, classer, traiter, amender et souvent guérir les vices du langage. Les vices du langage ont une telle fréquence et une telle importance chez les écoliers en général et chez les anormaux psychiques en particulier que la ville de Bruxelles a récemment créé des cours d'orthophonie dans ses écoles communales et institué un certificat d'aptitude aux fonctions de professeur d'orthophonie dans les écoles primaires (1).

La consultation nous sert aussi à examiner, de façon attentive et complète, les enfants proposés pour les classes d'anormaux qui, dès lors, n'y sont admis qu'à bon escient et en parfaite connaissance de cause.

La *troisième partie* du programme, celle qui vise les cours spéciaux aux instituteurs, n'est pas encore réalisée. Elle ne le sera peut-être pas encore, et cela à dessein.

Certes, les éléments ne nous manquent pas pour de tels cours et il nous serait très facile d'organiser à des dates fixes, comme en Allemagne, une semaine de conférences variées, représentant toutes les matières de la médico-pédagogie des anormaux.

Mais nous nous demandons si un enseignement didactique précipité et condensé de la sorte est bien l'idéal en l'espèce et s'il ne vaut pas mieux tendre, au contraire, comme en médecine pure, à l'instruction pratique et progressive des pédagogues par la consultation médico-pédagogique et les explications fournies et échangées à l'occasion de chaque sujet examiné.

Nous n'avons certes pas d'idées préconçues en la matière et nous nous sommes imposé pour règle de conduite d'observer, de tâtonner, de réfléchir avant de nous prononcer sur aucune des questions techniques concernant l'instruction et l'éducation des enfants anormaux.

---

(1) *Les soins aux enfants troublés de la parole dans les écoles de Bruxelles*. Bulletin trimestriel de la Société protectrice belge de l'enfance anormale, 1er janvier 1909.

Nous sommes donc tout disposés à organiser un enseignement par conférences et il est probable que nous y viendrons. Mais jusqu'ici cet enseignement ne nous apparaît que comme le complément de ce qui constitue à nos yeux le véritable moyen d'instruction en la matière : la leçon de choses, c'est-à-dire l'observation individuelle de chaque sujet, la clinique médico-pédagogique.

Une création au sujet de laquelle nous n'avons pas hésité un seul instant, c'est celle d'une association — le mot est trop gros — d'une *réunion médico-pédagogique*. Il nous a semblé que nous ne pouvions réussir dans notre œuvre de philanthropie éducative et y accomplir des progrès réels et durables, qu'à la condition d'entretenir et de resserrer les liens qui nous unissaient, médecins et maîtres, et qui jusqu'ici avaient fait notre force. Et voilà comment nous nous réunissons de temps à autre, toutes les fois que le besoin s'en fait sentir, en une séance amicale à laquelle assistent M. Alliaud, inspecteur d'académie, M. Rotgès, inspecteur primaire, les directeurs des écoles Montgolfier et Saint-Charles, les maîtres des classes spéciales et les trois médecins spécialistes. M. le recteur Thamin, toujours si dévoué à l'œuvre des anormaux, est des nôtres lorsqu'il le peut.

Là, nous traitons les questions du jour, nous échangeons nos vues, nous nous encourageons, nous faisons des projets et des rêves et, par dessus tout, nous apprenons à nous mieux connaître, à nous mieux comprendre, à nous mieux estimer.

Cette réunion médico-pédagogique est, du reste, dans notre esprit, l'amorce d'un futur *Comité de patronage*, analogue à celui qui fonctionne déjà si bien en Belgique et à Lyon.

En attendant, nous avons dû nous ingénier à nous procurer les quelques ressources nécessaires. Car tout ce que nous faisons pour les enfants de nos classes, en particulier les photographies, les achats de chaussures, de blouses, de lunettes, d'objets de moulage, etc., entraîne forcément des dépenses.

N'ayant pas de subvention régulière, au moins encore, nous avons sollicité des *dons en argent et en nature* et ce m'est un devoir très agréable de remercier ici tous ceux qui généreusement, charitablement, sont venus à notre aide :

Le Syndicat de la Boucherie et de la Charcuterie et son vénéré président, M. Sébilleau, qui nous ont alloué 100 francs en 1908 et 100 francs en 1909 sur le produit de leur fête et dont nous **attendons**, dans l'avenir, de nouvelles et nécessaires allocations ;

Le Comité du Bal des Étudiants, qui a tenu, lui aussi, à manifester sa sympathie à notre œuvre en lui accordant, cette année, 50 francs sur son bénéfice ;

Mme X..., dont je ne puis dire qu'une chose, puisqu'elle m'a formellement interdit de parler d'elle, c'est qu'elle m'a donné une fois 300 francs, une autre fois 100 francs, pour les enfants de nos classes et la plupart des jeux qu'ils possèdent;

M. Charles Cazalet, l'infatigable philanthrope bordelais, qui leur accorde tous les bains-douches nécessaires;

La Société de patronage des Chartrons (sabots et tabliers), M. Barthère, quincaillier (outils divers), M. Jonneau (plâtre pour moulage), M. Etchepare, de Bruges (Basses-Pyrénées), M. le professeur agrégé et Mme Gautrelet, le docteur Abadie (sandales, tabliers, presse à relier, huile de foie de morue), M. Byla jeune, de Gentilly, M. Flourens (musculosine et produits opothérapiques), qui se sont empressés de mettre à notre disposition les objets et les médicaments dont nous avions besoin.

Il y a là, de la part de la charité bordelaise, une louable et généreuse initiative qui impose de nouveaux devoirs à l'Administration.

La Ville de Bordeaux, qui, la première après Paris, eut l'honneur de créer deux classes d'anormaux avant le vote de la loi par le Parlement, ne voudra pas en rester là. Distancée aujourd'hui par d'autres villes comme Lyon, auxquelles elle a servi d'exemple, elle aura certainement à cœur de reprendre à nouveau la tête du mouvement. Chacun, parmi nous, est tout prêt à l'y aider de son mieux.

En attendant, il nous a paru utile d'exposer ce qu'a été et ce qu'est la participation des médecins spécialistes dans la création et le fonctionnement des classes d'anormaux à Bordeaux.

S'il est un fait qui ressort de cette modeste histoire locale, c'est assurément la nécessité du médecin dans l'œuvre de régénération des anormaux psychiques. Là, plus qu'ailleurs, le médecin est indispensable à tous les moments et pour tous les enfants, quels que soient le degré et la forme clinique de leur anomalie.

C'est en vain qu'un instant certains ont pu le contester. La vérité n'a pas tardé à éclater et aujourd'hui il apparaît nettement que, dans une méthode éducative qui porte le nom significatif de *médico-pédagogique*, le pédagogue et le médecin doivent marcher parallèlement, en s'entr'aidant et en se complétant l'un par l'autre.

Les maîtres de Bordeaux, qui, par la plume autorisée de M. Rotgès, inspecteur primaire, vont maintenant exposer les résultats obtenus dans leurs classes spéciales, seraient les premiers, j'en suis sûr, à affirmer, avec la force d'une expérience déjà acquise, que le médecin spécialiste a sa place marquée dans la bonne organisation et dans la bonne marche des classes et des écoles d'anormaux. Et c'est pourquoi, en leur nom comme au nôtre, je termine cette étude en disant que si l'on veut obtenir de ces classes et de ces écoles tous les résultats qu'on est en droit d'en attendre, il y faut la collaboration étroite, continue, du médecin et de l'éducateur.

II

RAPPORT PÉDAGOGIQUE

PAR

M. E. ROTGÈS

INSPECTEUR DE L'ENSEIGNEMENT PRIMAIRE A BORDEAUX

RAPPORT PÉDAGOGIQUE

La *Revue pédagogique* (numéro du 15 juillet 1907) a publié un rapport de M. l'Inspecteur d'académie de la Gironde exposant le fonctionnement des deux classes d'anormaux psychiques ouvertes à Bordeaux depuis le 1er mai précédent. Ce rapport relatait les efforts de propagande, les consultations, les enquêtes médico-pédagogiques, les rapports de commissions et les mesures administratives qui avaient précédé l'ouverture de ces classes de perfectionnement; il faisait connaître les conditions de recrutement des élèves, les qualités personnelles des maîtres, la préparation spéciale à laquelle ils s'étaient soumis, l'organisation pédagogique qui avait été adoptée, enfin les moyens d'éducation que l'état mental des écoliers avait suggérés.

Quant aux résultats « qui n'étaient pas considérables » alors, bien que « réels », que sont-ils aujourd'hui, après quinze mois d'expérience ?

On ne saurait répondre à cette question sans rappeler les conditions dans lesquelles nos maîtres ont été placés, sans faire connaître les élèves qu'ils ont eu à diriger, sans préciser la conception qu'ils se sont formée de leur rôle.

Les classes de perfectionnement occupent toujours les locaux dans lesquels on les installa le 1er mai 1907.

A Saint-Charles, l'instituteur dispose de deux pièces d'environ 25 mètres carrés : l'une sert de salle de classe, l'autre de salle de gymnastique et de jeux dirigés. Ces salles sont situées au premier étage; on y accède par un large escalier. L'éclairage, unilatéral, est assuré par de grandes fenêtres qui donnent sur la cour de récréation de l'école. Le maître n'est nullement gêné par le voisinage des autres classes.

C'est également au premier étage qu'a été établie la classe spéciale de la rue Montgolfier. Pour être moins monumental, l'escalier est aussi aisé que celui de la rue Saint-Charles. La salle est vaste, elle mesure 54 mètres carrés. Les tables-bancs n'en occupent qu'une partie; dans le fond on a disposé une longue table plane pour les exercices de travail manuel. L'éclairage est bilatéral, mais avec une sensible différence d'intensité. Deux larges baies ouvrent, en effet, à l'ouest, sur un immense jardin, à la fois potager et verger, dont un cerisier envoie ses branches — et, à la saison, ses fruits — jusque, peut-on dire, à la portée de la main des enfants.

A ce décor naturel, la Ville de Bordeaux, grâce à la sollicitude éclairée de M. de la Ville de Mirmont, adjoint au maire, fit ajouter, au printemps dernier, par les soins de la Section bordelaise de la Société nationale de l'Art à l'école, une décoration artificielle, gaie d'aspect et de fort bon goût.

Sur un soubassement brun-rouge, les parois des murs sont d'une tonalité vert-clair, très reposante pour les yeux; le plafond, d'un blanc bleuté, porte en son centre une rose des vents. Peinte au pochoir, une frise, formée d'une guirlande de laurier, se développe autour de la classe et s'enroule par intervalles en médaillons de feuillage qui encadrent des oiseaux familiers ou riches en couleurs — la pie, le geai, la grive, la mésange, le martin-pêcheur, le pinson et le perroquet. Les tableaux noirs, le matériel d'enseignement permanent ont reçu un encadrement artistique s'harmonisant avec le reste de la décoration fixe.

La Société ne s'en est pas tenue là. De belles estampes en couleurs, d'une interprétation aisée, notamment celles de H. Rivière, sont, par ses soins, renouvelées de mois en mois. Et l'on ne peut qu'être touché de ce délicat souci de placer, avant tous autres, « dans une atmosphère de beauté », les enfants que la nature avait le plus déshérités.

*_**

Les quarante-un anormaux des classes spéciales de Bordeaux appartiennent à trente-neuf familles. Dix élèves sont orphelins de père et six de mère. De ces seize décès, douze sont imputables à la tuberculose ou à l'alcoolisme.

Sauf un douanier et un employé des contributions indirectes, dont les quatre enfants sont anormaux, tous les pères vivants exercent un métier manuel : manœuvres (six), charretiers (trois), marins (trois), marchands ambulants (deux), charpentier (un), arrimeur (un); domestiques (deux), boulanger, charcutier, raffineur, tonnelier, matelassier, corroyeur, cordonnier, chauffeur (un).

Quant aux mères, seize sont journalières, portanières ou marchandes des quatre saisons ; huit ont une profession définie — giletière, couturière, matelassière, cordière, enflaconneuse, capsulière en bouteilles ; deux tiennent un débit restaurant ; une est femme de chambre (mari mort tuberculeux).

Ces trente-neuf familles comptent ensemble cent un enfants, dont soixante-dix-sept sont actuellement vivants. Sur ces soixante-dix-sept, outre les quarante-un anormaux de nos classes, on en connaît douze autres atteints d'arriération mentale, prononcée pour deux jusqu'à l'idiotie.

Une enquête a été faite sur l'habitation des parents et des enfants :

Dix familles logent dans une pièce unique ;

Dix-sept disposent d'une cuisine et d'une chambre ;

Neuf ont un appartement de trois pièces ;

Deux de quatre pièces.

« Ce logement, écrit M. Chaigne, instituteur rue Saint-Charles, est d'ordinaire exigu ; fréquemment il prend jour et air dans une cour intérieure de dimensions restreintes : autant dire qu'il est mal éclairé et mal aéré. Dans la plupart des cas, il consiste en une ou deux pièces de moyenne grandeur, avec deux ou trois lits pour cinq ou six personnes. On y vit souvent dans la malpropreté, et bien des enfants nous sont apparus le corps couvert d'innombrables piqûres de parasites. »

De son côté, M. Lacoste, instituteur rue Montgolfier, cite des élèves qui couchent, ici « sur une paillasse posée par terre », là « sur le plancher même ».

La moitié des enfants trouvent dans la famille une nourriture appropriée à leurs besoins, tandis que huit déjeunent d'un bol de café noir, parfois additionné d'alcool. On en voit aussi qui, « à l'heure de l'apéritif, boivent l'absinthe avec le papa ». (M. Chaigne). Il ne s'ensuit pas, au contraire, que tous mangent, chez eux, à leur faim. Sans fausse honte, dans l'ignorance du qu'en dira-t-on, les enfants parlent volontiers de la manière dont ils sont nourris ; ils envient, en toute naïveté, le sort de ceux qui ne connaissent pas les privations. Ainsi l'un des plus malheureux de nos élèves, se souvenant que, la veille, son camarade et voisin avait fait bonne chère, l'accueillait à l'école par cette apostrophe, déjà amère : « Tu as de la veine, mon vieux ; tu as mangé du poulet hier ! Moi, je n'en ai pas mangé depuis bien longtemps. »

Heureusement que la cantine scolaire répare, dans la mesure du possible, l'insuffisance ou l'erreur d'alimentation des parents, grâce aux subventions de la Caisse des écoles, des Sociétés de patronage et du Comité de l'œuvre de l'enfance anormale, qui permettent de faire prendre gratuitement à l'école le repas de midi à tous ceux que les maîtres savent manquer du nécessaire chez eux.

Outre la nourriture, des vêtements et des chaussures sont distribués aux plus nécessiteux. Enfin, sur les instances de M. le docteur Régis, le créateur des bains-douches, M. Charles Cazalet a accordé, à raison d'une fois par semaine, la gratuité des bains à tous les élèves des classes de perfectionnement. En même temps que ces douches périodiques donnent à la plupart de ces enfants des notions de propreté qui leur étaient, hélas ! inconnues, elles laissent à tous des sensations de bien-être physique qui les attachent davantage à l'école et à l'instituteur qui les leur procure.

Au point de vue physique, on peut qualifier de bon ou d'assez bon l'état de santé de vingt enfants sur quarante-un, soit la moitié.

Moitié des anormaux bien portants ; moitié des anormaux bien nourris chez eux : un rapprochement vient à l'esprit. Les mieux nourris dans la famille seraient-ils donc ceux dont l'état physique est le plus satisfaisant ? L'hypothèse n'est qu'à demi exacte ; car il faut compter avec les tares physiologiques qui rendent précaire la santé d'une dizaine d'enfants.

Disons toutefois qu'il est réel que quelques-uns de ces derniers, chétifs, souffreteux, se sont fortifiés durant leur séjour dans la classe spéciale, grâce à l'action concertée des instituteurs et des médecins. Ces derniers ont également à leur actif l'amélioration ou la guérison des organes de plusieurs anormaux sensoriels. Nos maîtres les secondent de leur mieux dans la limite de leur compétence. On peut citer le cas d'un enfant bègue que M. Chaigne a presque guéri. Seule la consonne *q* résiste encore aux exercices méthodiques d'inspiration et d'articulation auxquels cet élève a été soumis.

D'autre part, les instituteurs se sont efforcés de placer leurs élèves dans les meilleures conditions d'hygiène. A défaut de l'école en plein air, non seulement ils ont tenu largement ouvertes les fenêtres des salles de classe, mais ils ont aussi, à chaque heure, ménagé aux enfants une sortie de dix minutes dans la cour, tant pour provoquer une oxygénation plus complète des poumons que pour assurer de fréquents passages aux cabinets.

En outre, l'horaire quotidien prévoit deux séances de gymnastique d'un quart d'heure chacune.

C'est la gymnastique dite suédoise qui est appliquée. Tour à tour, on y procède à des exercices méthodiques de respiration intense et d'attention soutenue. On s'y essaie à des mouvements d'ensemble que le maître explique, exécute et répète souvent avec eux. Peu de commandements : la réflexion fait défaut aux arriérés pour les interpréter exactement ; beaucoup de gestes qui provoquent l'instinct d'imitation et règlent le rythme d'après l'effet à produire.

Plus fréquemment encore, le rythme du chant aide à renouveler une force d'attention épuisée et, par une diversion joyeuse, concentre les imaginations dispersées sur un même fait d'activité organique — nous n'osons dire sur une même pensée ou sur un même sentiment — activité toujours agréable à l'enfant et toujours profitable par l'ordre, la mesure et — qui sait? — par une sensation instinctive de beauté.

MM. Chaigne et Lacoste chantent juste et aiment chanter. C'est une condition indispensable pour le bon fonctionnement des classes spéciales, attendu que le chant plaît beaucoup aux anormaux; d'ailleurs, la plupart ont la voix juste.

Faire « prendre l'unisson » à ses élèves est un souci de M. Chaigne. Il exige, au début de tout exercice de chant, que les enfants répètent avec lui, à deux ou trois reprises, sur un rythme lent, la gamme ascendante et descendante. Pour prévenir l'essoufflement, il fixe lui-même l'instant des inspirations, de même qu'il recommande la netteté d'articulation et qu'il n'accepte qu'une émission de voix douce.

M. Lacoste a tiré un excellent parti du geste, aussi bien pour soutenir la mémoire dans l'étude des paroles de ses chants que pour fixer les nuances de la mélodie et en suivre les différents mouvements : par exemple, le chœur de la *Chasse*, avec ses actions successives, ses cadences variées et l'effet, bien rendu par les enfants, de l'écho prolongeant les lointaines et dernières vibrations du cor.

***

Les vingt élèves de la classe spéciale de la rue Saint-Charles se décomposent ainsi : arriérés légers, onze; arriérés moyens, huit; arriérés profonds, un. Sauf ce dernier, tous les autres anormaux sont agités. L'un d'entre eux est si instable, son incapacité d'attention est si manifeste, qu'on est souvent obligé de lui tenir la tête pour l'amener à diriger son regard sur un point déterminé.

L'âge de ces enfants varie entre 8 et 10 ans; un seul a 13 ans.

Rue Montgolfier, sur vingt-un élèves, on compte treize arriérés légers, six arriérés moyens, deux arriérés profonds. Dix sont agités, cinq calmes; six sont alternativement agités ou déprimés.

Un porte des stigmates physiques et psychiques de dégénérescence très marqués ; il est âgé de 16 ans et doit quitter l'école ; dix ont de 13 à 10 ans ; dix, de 9 à 7 ans.

Quelles sont les tendances morales de ces enfants, demandera-t-on ?

MM. Chaigne et Lacoste ont, au jour le jour, tenu compte des manifestations dont ils ont été témoins ou qui ont été portées à leur connaissance. Leur opinion peut être ainsi résumée :

Dix-huit sont des enfants sensibles, dociles aux observations, de nature honnête, foncièrement bonne.

Seize, également sensibles, dociles à l'école, indisciplinés dans la famille, tour à tour bons et brutaux, se montrent affectueux entre deux impulsions ; l'un est naïf et menteur, inconscient, un autre est kleptomane.

Sept apparaissent tout en défauts, sournois, méchants ou jaloux, rebelles à l'obéissance et toujours violents ou vicieux ; deux sont voleurs à l'occasion.

L'un d'eux, dont les parents sont morts, le père alcoolique et la mère tuberculeuse, vola, au mois d'août dernier, quelques pauvres sous à la tante qui l'a recueilli et cacha son larcin à la cave. Peu de temps après, il alla les prendre et mit volontairement le feu à la paillasse sous laquelle il les avait placés.

Par contre, on peut citer des actes louables. Ainsi cet agité (9 ans et demi) qui arrête dans la rue un cheval au trot, échappé à son conducteur. La raison qu'il fournit est généreuse : « Pour ne pas qu'il fasse de mal à quelqu'un », répond l'enfant.

Bien que les conditions psychiques et les tares physiologiques qui les différencient diminuent considérablement l'influence du mauvais exemple, lorsqu'il exige un effort de volonté ou un acte d'initiative, les anormaux suivent d'instinct le camarade qui leur promet une satisfaction des sens. Le soir, si l'on n'y prend garde, ils partent en bande pour prendre leur part d'une gourmandise espérée, d'un plaisir inédit : tel le groupe de l'école Montgolfier, qui, peu après l'ouverture de la classe de perfectionnement, allait tuer des canards dans la rivière du Jardin des Plantes ; tel le groupe de l'école Saint-Charles, qui, plus récemment, rôdait autour d'un étalage de raffineur, où le chef de bande (9 ans), enfant impulsif et sournois, éventrait, d'un coup de couteau, un sac de sucre, dans lequel tous puisaient à pleines mains, pour se sauver à toutes jambes, à l'arrivée d'un surveillant.

La sensibilité de ces enfants est généralement si délicate qu'il suffit d'une observation brusque pour produire une réaction craintive, d'ailleurs peu durable.

Les maîtres s'accordent à dire que la retenue de très courte durée est plus efficace qu'une longue privation de récréation, et que la gronderie fait bien souvent pleurer.

Toutefois on me citait le cas particulier d'un dégénéré sur qui la brusquerie produit la révolte; subitement son regard devient méfiant, un tremblement nerveux le secoue : il est prêt à toutes les violences. Or, ce même enfant est kleptomane. Lorsqu'il a commis un vol, si d'autorité on le lui reproche, le saisissement entraîne l'aveu; mais à lui parler, en ce cas, avec ménagement, on n'obtient rien. Ses camarades redoutent tellement sa colère que, lui présent, personne ne parle de ses méfaits; mais qu'il soit absent et les langues se délient.

Comme témoignage de satisfaction, M. Chaigne tire un excellent parti des bons points. Ses élèves les conservent avec un soin méticuleux. M. Lacoste donne sa préférence à l'encouragement verbal, à la parole élogieuse, au geste caressant.

Les récompenses collectives sous forme de jeux dirigés — jeux de patience ou de constructions, jeu de quilles, jeu de tonneau — sont accueillies avec satisfaction, tandis que la punition collective n'est pas acceptée sans protestation. Il est arrivé qu'on l'a fait expier, sous forme de coups, à celui qui l'avait provoquée.

Dans les deux écoles, les élèves des classes spéciales prennent leurs récréations dans la cour où des centaines de normaux s'amusent. Ceux-ci ne leur prêtent aucune attention. D'ailleurs les anormaux préfèrent se récréer ensemble, actifs avec actifs, calmes avec calmes : qui se ressemble s'assemble.

A Saint-Charles, le plus grand par la taille, le plus redoutable peut-être par sa force, est l'organisateur des jeux, l'arbitre qui prononce sur les contestations ; en classe, si le maitre s'absente, avec lui pour moniteur, le silence sera absolu.

Tout pesé, on peut dire que la camaraderie n'exerce qu'une influence relative, qui, à la vérité, est le plus souvent mauvaise.

Quant à l'éducation reçue au foyer, le moins qu'on en dût penser, c'est qu'elle n'était pas déterminée par la mentalité des enfants ; que, là même où la famille avait conscience de ses obligations, elle ne pouvait les remplir exactement, faute de savoir ; que presque toujours les agités étaient soumis à un régime répressif qui restait vain, tandis que les passifs, en désespoir de cause, étaient abandonnés à eux-mêmes.

Maintenant on voit des parents s'enquérir auprès des maitres spéciaux de la conduite qu'ils ont à tenir à l'égard de leurs fils ; on voit, en particulier, des mères, attentives aux améliorations obtenues, veiller sur eux d'aussi près que les exigences de la vie le leur permettent, afin de les garder des impulsions morbides et des suggestions malsaines.

Néanmoins, dans la majorité des cas, l'éducation morale des anormaux n'a d'autre artisan dévoué que l'instituteur, d'autre asile véritable que l'école, qui les garde de huit heures du matin à six heures du soir, qui devrait les garder toujours, et dans laquelle ils entrent maintenant avec joie, oubliant, pour elle, l'école buissonnière qui avait fait les délices de quelques-uns.

*_**

Les enfants qui, le 1er mai 1907, constituèrent la classe de perfectionnement de la rue Saint-Charles, furent enlevés aux cours préparatoires de cette grande école, cours dans lesquels ils étaient inscrits, sans profit, depuis au moins deux ans. Les plus avancés distinguaient les lettres de l'alphabet ; sept ne savaient absolument rien ; un parlait à peine. Tous avaient fait le désespoir des maitres par leur impulsivité et leur instabilité.

Les différences d'âge et de culture étaient plus accentuées chez les anormaux qui formèrent la classe de la rue Montgolfier. Pour six élèves, qui n'avaient qu'un an ou deux de scolarité, quinze en comptaient de trois à six ; et cependant trois de ces derniers, seuls, savaient à peu près lire. Les autres, ou syllabaient, ou distinguaient à peine les éléments de l'alphabet ; même quatre d'entre eux ne connaissaient aucune lettre.

Pour le calcul, deux étaient parvenus jusqu'à la multiplication ; deux autres avaient acquis la pratique de la soustraction ; deux encore additionnaient des nombres de deux chiffres ; quant au reste, il se classait par tiers dans ces trois catégories : compter tant bien que mal de 1 à 100, connaître les chiffres, ou ne savoir rien du tout.

On conçoit ce qu'une telle disparité de connaissances laisse supposer d'ingénieuse activité chez M. Lacoste pour distribuer à chaque élève un enseignement exactement approprié à sa puissance d'assimilation. Sur ce point, la tâche de M. Chaigne fut plus aisée ; il n'eut à former que deux groupes : enfants qui connaissaient les éléments de la lecture, enfants qui n'avaient encore rien appris.

Si les écoliers des classes spéciales étaient pour la plupart dépourvus d'instruction, tous apportaient des habitudes différentes, soit contractées dans leurs classes respectives, soit dues à leur tempérament particulier et à leurs anomalies sensorielles ou mentales. Venus rue Montgolfier de quatre écoles du quartier Nord, où ils étaient isolés en des classes surchargées ; tenus à l'écart pour leur turbulence ou laissés, de lassitude, à leur ignorance ; souvent souffre-douleurs de leurs camarades, les anormaux agités manifestèrent tout d'abord leur satisfaction d'être autrement traités par une exaltation de leurs tendances au bruit et à la dissipation.

« Pour eux, écrivait M. Lacoste, le maître n'existe pas ; ils paraissent ignorer son autorité. Ils sont bruyants ; ils se promènent ; ils franchissent les tables, tandis que les calmes semblent regarder placidement, par delà les fenêtres, les nuages qui passent dans le ciel bleu... La distraction absolue forme, dirait-on, le trait essentiel et commun de leur nature. »

Comment réagir ?

« Pour les rendre attentifs, dit M. Chaigne, je provoque d'abord, dans mes entretiens, une surprise des sens. »

« Pour éveiller l'attention des déprimés et fixer les regards mobiles des agités, dit M. Lacoste, je m'improvise pantin. Je leur demande d'imiter mes gestes. Nous faisons des mouvements d'abord très simples qui se compliquent par la suite : attitude du corps, position des jambes, des bras, des mains, des doigts, de la tête; expression du visage, des yeux, des lèvres, traduisant la gaieté, le sourire, la sévérité, etc. Je chante, je dessine; je reproduis un animal incomplet ou affublé de quelque chose de trop; je mets successivement en jeu tous les sens : j'emploie, en un mot, tous les procédés de culture de l'attention que je connais. »

Ces exercices précèdent chaque leçon; ils sont d'une durée extrêmement courte, car l'attention que prêtent les élèves est fugitive. Le maître est heureux d'en avoir constaté l'apparition, et lentement, méthodiquement, il en accroîtra la durée et l'intensité.

« Aujourd'hui, affirme-t-il, quelques-uns de mes petits élèves sont aussi attentifs que des normaux de moyennes dispositions (1). »

Discipliner l'esprit par l'attention, c'était aussi travailler à la discipline de l'activité physique, si désordonnée, les premiers jours, qu'elle en était dangereuse. Les maîtres s'employèrent d'abord à régler les évolutions et les mouvements, afin de créer des habitudes d'ordre, dont la force quasi instinctive suppléerait à l'insuffisance de la réflexion et de la volonté, si diminuées chez ces enfants. La gymnastique et le chant furent leurs premiers auxiliaires; mais le dessin et le travail manuel les ont utilement secondés.

On a demandé au dessin d'apprendre à représenter des figures de géométrie et la forme des objets à contours réguliers que le travail manuel allait utiliser.

---

(1) Les manifestations de l'attention sont diverses chez les anormaux. Tel aura le regard dirigé vers le maître, le corps tenu dans une immobilité absolue, qui n'écoutera, n'entendra rien; tel autre, d'attitude distraite, nonchalante, qui s'abandonne à un mouvement imprévu, qui se livre à un travail étranger à la leçon, qui est à demi étendu sur sa table-banc ou dont la tête repose sur un bras replié, comme s'il sommeillait, celui-là a cependant retenu et compris. Reconnaître, dans ces faits particuliers, l'état d'attention, est affaire d'expérience pour les maîtres.

On a donc étudié les lignes et les surfaces planes ; on a tracé toutes ces figures avec des dimensions données ; puis on les a reproduites en papier, en fil de fer, en argile ; on les a découpées en cadres, enveloppes, étoiles, ou collées en mosaïques et ornements divers, avec des papiers multicolores. Et si l'on considère que, par leur infériorité intellectuelle, les anormaux n'auront de valeur sociale que par la pratique d'un métier convenant à leur état physique, on est conduit à penser que l'école de perfectionnement doit être orientée vers le rôle qui sera dévolu à ses élèves.

C'est pourquoi le travail manuel entre pour une heure et demie par jour dans l'emploi du temps. En outre, comme il s'agit d'être utile à de petits Bordelais, qu'il n'y a aucun intérêt à déraciner, c'est, sans prétendre à un réel apprentissage, du côté des professions qu'ils pourront exercer — professions surtout particulières au commerce et à l'industrie de Bordeaux — que l'on a cherché les applications du travail manuel. En conséquence, M. Lacoste a fait exécuter de nombreux travaux de cartonnage, buvards, protège-cahiers, poches de toutes couleurs, boites de toutes formes, gibernes d'écoliers avec ou sans œillets ; en fil de fer, il a construit des volières, des cages d'oiseaux, des nids, des souricières, des trépieds, des porte-savon, des clissages de bouteilles ; avec de la ficelle, il a confectionné des filets, des épuisettes, des gibecières ; enfin les élèves ont habilement exécuté en argile et moulé ensuite une série de modèles : combinaisons de triangles, de carrés, de rectangles, de losanges, d'hexagones, même une branche d'amandier avec trois feuilles et deux amandes......

« Les résultats obtenus ont, dit-il, dépassé mes espérances. Cela est sans doute dû à la disposition de mes petits ouvriers en groupes. L'élève le plus adroit porte le titre de contrôleur ou contremaitre : inutile de dire combien il en est fier. J'ai choisi ensuite quatre maitres-ouvriers qui guident chacun trois ou quatre élèves. J'exécute chaque dessin, modèle ou objet, devant les enfants, qui, les bras croisés, me suivent attentivement. De la même façon, les maitres-ouvriers reproduisent mon travail dans leurs groupes respectifs. Puis, c'est le tour des autres. Les élèves en peine demandent les renseignements nécessaires au camarade plus adroit et gradé. Pour augmenter leur initiative, j'interviens rarement et les laisse se tirer d'affaire. »

Plus est lent le développement des facultés intellectuelles d'un enfant, plus l'éducateur doit recourir, comme moyen de culture, aux choses sensibles et à leur image. Voir, manier des réalités, les examiner avec ordre et méthode, en reproduire la forme simplifiée, les traits caractéristiques : c'est là un des principes essentiels de la pédagogie de nos classes spéciales.

M. Lacoste tient l'anormal pour un caricaturiste passionné, qui crayonne sans cesse. « J'ai utilisé, dit-il, cette tendance, pour conduire mes élèves à mieux voir, à mieux retenir. En leçons de choses, le dessin m'a été d'un très grand secours : il a suppléé souvent au manque de choses.

« J'ai classé, ordonné, par leçons, une série très complète de gravures d'un caractère pratique. Mes documents sont clairs, faciles à analyser. Je les fais passer sous les yeux des enfants, qui sont à leurs places, cahiers ouverts, crayons noir, bleu et rouge, à leur disposition. Puis, tout en expliquant, j'esquisse sur une grande feuille, qu'au préalable j'ai fixée au tableau noir, toutes les choses dessinables par eux dont je parle. Ils reproduisent les objets que je dessine sur ma feuille; ils illustrent leurs cahiers : la leçon est plus vivante, elle est mieux comprise parce que bien détaillée, elle est surtout retenue. Le dessin est un aide-mémoire réellement précieux. La grande majorité de mes élèves dessinent de mémoire les objets d'une leçon faite à n'importe quelle époque de l'année et ainsi la reconstituent presque entièrement. »

Au cours d'une de mes inspections, il me fut donné de me rendre compte de cette persistance et de cette fidélité. Après avoir feuilleté le cahier de préparation du maître, je demandai au meilleur élève de M. Lacoste de m'écrire ce qu'il savait de la grenouille. Il commença par dessiner un double chapelet d'œufs de grenouille; à côté, il plaça un têtard, dont la queue égalait en longueur le reste du corps ; puis il le reproduisit dans sa dernière évolution : une paire de pattes et toujours sa longue queue; enfin ce fut le tour de la grenouille : deux paires de pattes et disparition de la queue; ensuite il traduisit ses dessins en phrases.

Ce n'était pas là un fait isolé. Des expériences ultérieures, entreprises pour déterminer la somme des résultats obtenus, mirent en relief le rôle capital des sens dans l'acquisition et la conservation des idées chez les anormaux.

***

Dans les derniers jours de l'année scolaire, c'est-à-dire au commencement d'août 1908, je priai M. Balans, directeur rue Saint-Charles, et M. Ribaud, directeur rue Montgolfier, de procéder à une enquête sur l'état intellectuel des classes de perfectionnement. Nous arrêtâmes le programme des exercices et les conditions dans lesquelles ils s'exécuteraient. Pour permettre des comparaisons utiles, il fut décidé que des normaux feraient les mêmes devoirs; que ces élèves seraient pris dans les classes correspondant au degré de culture des anormaux; qu'ils seraient choisis par les maîtres de telle manière qu'il y en eût un nombre égal de bons, de moyens et de médiocres; mais à dessein, dans toutes les compositions, le nombre des normaux appelés à les subir fut au moins double de celui des anormaux.

Les résultats constatés furent les suivants :

CATÉGORIES D'ÉLÈVES	MOYENNE DES POINTS OBTENUS ÉVALUÉS DE 0 A 10 (1)				OBSERVATIONS
	Lecture	Orthogr.	Rédaction	Calcul	
Saint-Charles :					(1) Les devoirs ayant été corrigés séparément dans chaque école par le directeur et le maître spécial, ils ne sauraient se prêter à une comparaison de chiffres entre les deux classes. (2) Une observation générale du directeur a remplacé les notes particulières de lecture : « Les élèves de la classe spéciale lisent moins bien que les normaux de la classe correspondante. »
Normaux......	7,3	3	7,3	9,8	
Anormaux.....	5,3	0	4,4	7,7	
Montgolfier :					
Normaux......	(2)	5,3	4,5	6	
Anormaux.....		0	5	4	

On sait qu'à Saint-Charles aucun des élèves de M. Chaigne n'avait, à son entrée dans la classe spéciale, dépassé l'alphabet et que beaucoup ne connaissaient aucune lettre. Quinze mois après on y trouvait :

a) Sept enfants ne distinguant pas les consonnes et comptant difficilement, mais qui néanmoins avaient appris à parler, à observer et dont le vocabulaire s'était enrichi ;

b) Un second groupe de six, qui, en mai 1907, ne savaient absolument rien et qui maintenant lisent en syllabant et font l'addition des nombres de deux chiffres. Si leur esprit est lent à comprendre, du moins leur attention se fixe ; ils se trouvent actuellement arriérés d'un an ;

c) Un dernier groupe de sept, qui se sont développés autant que le maitre pouvait l'espérer.

Ces enfants ont de 8 à 9 ans. Ils ont concouru avec des normaux de 7 ans.

On connait le résultat d'ensemble. Si l'on considère les résultats particuliers, on remarque que deux anormaux sur sept se sont placés juste au milieu de douze normaux concurrents, tandis que les cinq autres sont de un tiers au moins au-dessous du dernier des normaux.

L'épreuve de calcul consista en une addition et une soustraction de nombres de deux chiffres et, comme exercice mental, dans l'écriture de la progression arithmétique des nombres, de quatre en quatre unités, à partir de 3 jusqu'à 100.

Neuf normaux firent ces exercices sans erreur ; les autres en commirent une ou deux.

Trois anormaux sur sept présentèrent un devoir parfait ; les autres eurent deux, quatre, cinq et six fautes. Ce sont là d'excellents résultats. M. Chaigne les doit à l'enseignement par l'aspect. Avec raison, il transforme l'étude des éléments du calcul en une série d'observations sensibles ; et ainsi les nombres et les premières opérations qui les combinent deviennent aux yeux des enfants le signe abrégé des réalités qu'ils ont pu voir et toucher.

Pour apprécier dans quelle mesure restait acquise l'ortho-

graphe des mots usuels étudiés et quelles applications on ferait
de la règle du pluriel dans les noms, il fut dicté ce texte :

*Les hommes — une femme — le bœuf tire la charrue —
les moutons logent dans la bergerie — un âne — deux
agneaux — trois chevaux.*

Écartons d'abord l'accord du verbe, dont personne ne connais-
sait la terminaison et que tous écrivirent au singulier ; écartons
aussi la préposition *dans*. Sur douze normaux, la réduplication
de l'*r*, dans *charrue*, ne fut écrite par personne.

Agneaux et *chevaux* occasionnèrent huit fautes ; *bœuf*, deux
seulement, et *âne*, point.

Pour le signe du pluriel, quatre l'appliquèrent à *hommes*,
trois à *moutons*, quatre à *agneaux*, cinq à *chevaux*.

Des sept anormaux, deux, considérés comme plus avancés,
écrivirent le pluriel de *hommes*, non celui des autres substantifs,
et cinq ne songèrent à aucun pluriel : la simultanéité du double
effort qui leur était demandé les dépassait.

Dans la classe de la rue Montgolfier, un groupe d'enfants de
9 à 10 ans eut à écrire ce texte, qui avait été antérieurement
étudié :

*La cheminée — les bûches — les flammes rouges — le
charbon noir — les tisons chauds — le soufflet.*

La comparaison se fit avec trois bons, trois moyens et trois
médiocres élèves du cours préparatoire correspondant.

Les trois bons élèves indiquèrent le signe du pluriel pour les
bûches et les *flammes rouges* ; mais l'effort d'attention devenant pénible, un ne fit pas accorder *noirs* et deux laissèrent
chauds au singulier. Deux des élèves moyens surmontèrent les
deux premières difficultés, mais aucun ne parut s'inquiéter des
suivantes. Avec les élèves médiocres se produisit un fait que les
anormaux, en le généralisant, mirent en pleine lumière. Le
texte proposé fut écrit en joignant l'adjectif au nom, pour n'en
faire qu'un mot. Ce n'était plus de la fatigue, c'était de l'impuissance. La faiblesse intellectuelle se manifeste ici dans la réunion
des idées particulières qu'expriment le nom et l'adjectif. Par
incapacité d'abstraction, les anormaux n'ont pas conçu la chose

indépendante de la qualité qui lui est jointe. Simple est l'image, unique est l'idée ; donc unique sera le mot qui la traduit.

Au cours suivant, on écrit *maleçon*, englobant le possesseur dans l'objet ; on écrit *jembrasse*, absorbant le sujet dans l'action extérieure. Serait-ce que la pensée de l'anormal n'est encore que « centrifuge », et que bien des choses, même à 10 ans, se passent en lui qui n'ont pas de retentissement dans sa conscience ?

Avec les trois élèves les plus avancés de la classe spéciale, élèves intelligents, âgés de 11 à 13 ans, la dictée accuse, par de nombreuses fautes usuelles, l'infidélité de la mémoire à reproduire la structure des mots; elle accuse aussi la distraction d'esprit par les différentes manières dont les mêmes mots sont écrits à intervalles très rapprochés, parfois sur la même ligne; enfin, elle rend sensible l'irréflexion ou l'impuissance de déduction par l'inapplication constante des règles d'accord.

Une conséquence pédagogique découle de ces constatations : c'est la nécessité de présenter les difficultés une à une aux anormaux, dans un ordre rigoureux et à des doses infiniment graduées.

Le devoir de français choisi à l'école de la rue Saint-Charles, pour des enfants du cours préparatoire, consistait : 1° *à reconnaitre dix animaux domestiques figurant sur une gravure dont chaque enfant était muni, et à en écrire les noms en classant les animaux d'après leur taille;* 2° *à dire à quoi l'on peut faire servir un cheval.*

Cinq normaux ont mérité la note 8; six, la note 7: un, la note 5.

Quant aux anormaux, deux ont eu la note 7; deux, la note 5; les trois autres, 4, 3 et 0.

La première partie, toute d'observation, a été dans l'ensemble au-dessus du passable; la seconde, qui s'adressait plus spécialement à la mémoire et à la réflexion, n'a rien fourni hors de l'observation directe. Tous se sont bornés à dire que le cheval trainait la voiture — ce qu'on voyait sur l'image — alors que les normaux citaient, avec le cheval de trait, le cheval de selle et le cheval de labour.

Rue Montgolfier, il avait été proposé, au cours élémentaire 1re année, ce sujet : *Histoire de ma cravate de soie*. Un seul anormal avait à le traiter. Dans un rectangle, il dessina une série de vers à soie; en dehors il plaça, à gauche, un cocon; à droite, l'insecte parfait s'échappant du cocon. Et au-dessous, en trois lignes, il dit qu'on « élève » le ver à soie dans une « maison », qu'il « fait » un cocon, qu'il « fournit » de la soie, qu'avec la soie on « fait » des fils de soie, qu'on les « tisse » et qu'on en « fait » des cravates.

Autant de propositions, autant d'actions successives, toutes objectives, sans qu'apparaisse, par un mot, une idée de cause, de manière, d'effet, sans que, sous aucune forme, se manifeste la personnalité.

Deux élèves de la classe spéciale, âgés de 11 ans, concoururent avec des enfants du cours élémentaire, 2e année.

Voici le texte du devoir : « *Un jour, vous avez vu des abeilles sur des fleurs. Vous avez pensé à la ruche et au travail de ces petites bêtes. Dites vos réflexions?* »

Les feuilles remises par les deux anormaux présentent deux dessins presque identiques : trois insectes d'inégale grandeur — ouvrière, mâle et reine —; au-dessous, une ruche établie sur un soubassement; vers la droite, un groupe d'abeilles entre la ruche et une tige fleurie; plus à droite, un faisceau de cellules, puis un fragment de branche, avec une protubérance qui représente sans doute un essaim.

Après avoir dessiné, on a écrit. La rédaction est uniquement objective. L'un indiqué les rôles particuliers des abeilles — ouvrières, cirières, nettoyeuses — et la venue du paysan qui emporte le miel; une autre phrase est encore consacrée à la cirière et au paysan, qui maintenant emporte la cire pour en frotter son plancher. L'autre utilise tous ses dessins et donne un « parce que » : « Le mâle, on le veut pas, parce qu'il ne fait rien ».

Ce ne sont toujours que des affirmations objectives, bien coordonnées par une fidèle mémoire des sens : jamais un mot ne décèle le moindre travail de réflexion personnelle.

Même constatation avec un élève de 13 ans, qui a écrit une page sur cette donnée : « *Quels sont les jeux que vous préférez? Dites pourquoi et décrivez un des jeux auxquels vous vous êtes livré avec vos camarades?*

Il nous renseigne sur ses jeux préférés, mais il ne répond au pourquoi du sommaire que par cette phrase : « J'aime bien à faire au saute-mouton parce qu'on saute avec les deux mains sur le dos de celui qui pare. » C'est tout ce qu'il nous laisse entrevoir de ses pensées.

Des huit normaux qui ont traité le même sujet — parfois avec plus de laconisme et moins de précision, — tous ont mis dans le devoir quelque chose d'eux-mêmes. Les uns ont eu souci de leur santé : ils ont considéré l'effet des jeux sur le corps, la fatigue qu'ils occasionnent, les dangers auxquels ils exposent et qu'on doit éviter; d'autres ont associé à la raison de santé l'idée de famille; enfin, trois ont imaginé et situé une scène dans des conditions vraisemblables ou non. Peu ou prou, tous, en réponse au pourquoi, ont exprimé un sentiment personnel, fait connaître quelques-unes de leurs tendances : seul, l'anormal est resté mentalement anonyme : comme ses camarades des cours élémentaires, il n'a écrit que des observations sensorielles.

On a vu avec quel soin M. Chaigne donne au cours préparatoire l'idée du nombre.

Au cours élémentaire 1re année de la rue Montgolfier, le calcul n'offre rien de particulier. Les enfants ont compris les petites questions proposées, qui mettaient en jeu l'observation, mais la pratique des opérations les fatigue assez vite, et les erreurs matérielles apparaissent plus tôt que chez les normaux.

Les deux élèves du cours élémentaire 2e année ont résolu et exposé, aussi bien que leurs camarades normaux, un problème où quatre opérations se succédaient dans l'ordre de l'énoncé. La solution dépendait d'une observation attentive : ils en ont été capables.

Quant à l'élève qui a concouru avec le cours moyen 1re année, il avait à résoudre deux questions où la réflexion était nécessaire pour organiser le raisonnement. Cette difficulté l'a arrêté.

Il a trouvé des solutions partielles dont il n'a pas su se servir. Ce qui était matière à formules avait été retenu : telle la superficie du rectangle ; mais trouver la surface d'une allée de 1ᵐ 60 de large, tracée dans le sens de la longueur de ce rectangle, dont il venait d'utiliser les dimensions, lui a été une impossibilité. Il eût fallu réfléchir et découvrir dans l'énoncé les mots équivalents à la répétition du nombre exprimant la largeur, nombre déjà employé, d'ailleurs, dans une combinaison précédente.

Or, si l'élève avait dessiné l'image du rectangle ; s'il avait écrit, sur les côtés, les nombres exprimant la longueur et la largeur ; s'il avait tracé l'allée dans le sens de la longueur, expression qu'il comprenait, on peut être convaincu qu'il eût résolu le problème.

Et ainsi, encore une fois, est vérifié ce fait que, privé de l'appui de la perception extérieure, l'intelligence de l'anormal reste désemparée.

*
* *

Que pensent les familles de nos classes de perfectionnement? Apprécient-elles à leur valeur les efforts des instituteurs? « Les parents, dit M. Ribaud, ont fait le meilleur accueil à la classe spéciale » ; il est vrai que toutes les précautions ont été prises pour « dissiper les répugnances » ; on a évité l'épithète *d'anormal;* on a insisté sur le caractère quasi individuel de l'enseignement. Les familles ont entrevu, dans l'organisation d'une classe très peu nombreuse, le moyen de faire regagner à leurs enfants plusieurs années d'arriération... Ce dont les parents sont particulièrement touchés, c'est de la sollicitude des docteurs et des maîtres pour leurs enfants, des soins médicaux dont nos élèves sont l'objet. Au lendemain des visites, ils accourent, anxieux parfois, mais toujours reconnaissants, demander communication des observations des médecins. Ils se prêtent volontiers à l'enquête sur la biologie de l'enfant et la recherche de ses conditions héréditaires. Ils se laissent aller à nous faire les plus intimes confidences.

« Sauf quelques rares exceptions, les conseils que nous leur donnons sur l'hygiène et l'alimentation sont suivis. Plusieurs instables ont été ainsi améliorés par un changement de régime. »

MM. Balans et Chaigne déclarent, dans un jugement d'ensemble, que « la classe de perfectionnement a donné des résultats appréciables » ; que « la discipline et la tenue sont meilleures dans l'école et dans la rue » et que « les parents sont très satisfaits des progrès intellectuels ».

Après avoir constaté que ses élèves travaillent avec goût, M. Lacoste écrit : « J'ai régulièrement envoyé chaque cahier fini dans la famille, en consignant, sur la dernière feuille, mes observations et souvent mes conseils. Les parents ont toujours écrit et signé, à côté, leurs observations. »

J'ai lu ces observations qui concernent dix-sept élèves et qui s'étendent de juin 1907 à juin 1908. Les préoccupations des familles y paraissent tournées vers les progrès intellectuels. Sur quarante-quatre annotations, trente-neuf ont trait à l'enseignement.

C'est pour souhaiter plus de progrès en lecture (2), pour faire savoir qu'on serait content que l'enfant eût « plus de travail » (2), pour dire qu'il serait désirable de donner « plus de leçons » afin d'obliger à un « plus grand effort de mémoire » (2).

Par contre, dans trente-trois réponses, les parents reconnaissent le mieux obtenu, remercient de tout cœur le maître pour les bons soins qu'il donne aux enfants, pour l'attention « toute particulière » qu'il met à les « faire travailler », et on lui offre l'expression d'une entière reconnaissance.

Quant à l'amélioration morale, les témoignages, pour être moins nombreux, ne sont pas moins probants. Les familles de deux enfants kleptomanes écrivent : « C'est avec plaisir que je vois du changement, grâce à vos bons soins. » — « Je suis heureux de voir les progrès dans la conduite. » Et d'autres : « Je vois que R... s'améliore et suis heureux de ses efforts. » — « Je suis très contente de la bonne volonté de l'enfant. » —

« ... Heureux d'adresser leurs remerciements à M. l'Instituteur pour son dévouement (1). »

Non moins sincèrement, j'y joins les miens. Par des visites fréquentes, j'ai pu me convaincre combien la direction d'une classe de perfectionnement était pénible, difficile, délicate; combien elle exigeait d'efforts répétés, de bonne humeur et de finesse pédagogique. Mais j'ai vu MM. Chaigne et Lacoste à l'œuvre. J'ai applaudi à leur entrain, à leur désir du mieux. On sait les résultats qu'ils ont obtenus. Ils ont dit la satisfaction qu'ils en avaient ressentie. Leur dessein est de continuer, avec chaque jour plus d'expérience, l'œuvre entreprise. Je m'en réjouis pour les anormaux.

*
* *

Les observations qui précèdent ne sont et ne peuvent être qu'un apport de faits individuels, en vue d'une généralisation ultérieure. Toutefois, un examen attentif des conditions dans lesquelles fonctionnent ici depuis dix-huit mois les classes d'anormaux permet, dès à présent, de hasarder quelques éléments de la solution du difficile problème qui nous occupe et nous passionne, cliniciens et pédagogues.

I. — Instituteurs et médecins, tous sont d'accord pour déclarer que l'expérience de la rue Montgolfier condamne la classe unique, dans laquelle les anormaux séjourneraient jusqu'à leur sortie de l'école.

Ils estiment que la classe isolée n'a de raison d'être que pour les anormaux légers qui n'auraient à y passer qu'un an, deux au plus, pour être capables ensuite de suivre avec profit l'enseignement des classes ordinaires.

En dehors de ce cas, ils pensent que la classe unique n'est

---

(1) M. Chaigne envoie, lui aussi, périodiquement, les cahiers des élèves dans les familles. Sur deux des cahiers que les enfants ont encore en mains, j'ai lu à la suite des observations du maître : « Je recommande autant que possible à l'enfant d'être sage et d'éviter les autres qui ne sont point sages; mais cela est malgré lui, et pourtant je le corrige pour sa conduite. » — « Je suis satisfait de vous, car je crois qu'avec votre bon vouloir vous ferez de mon fils Jean un homme. »

qu'un expédient temporaire que l'école autonome doit au plus tôt remplacer.

II. — L'école autonome, dans une ville telle que Bordeaux, comprendrait au moins trois classes, dans lesquelles les enfants seraient répartis non d'après l'âge, mais d'après leur développement intellectuel.

III. — Des raisons d'hygiène et de non moins puissantes considérations morales, qu'a fait apparaitre à Bordeaux l'enquête des instituteurs et des médecins sur les conditions matérielles de la vie des familles et sur l'origine de l'anormalité des enfants, conduisent à souhaiter que les écoles de perfectionnement soient organisées en internats.

Des motifs d'ordre pédagogique appuient ce vœu.

IV. — Le recrutement des élèves dans les écoles d'anormaux ne peut être régulièrement assuré que par l'obligation légale.

V. — L'éducation des sens occupera une place prépondérante dans les écoles de perfectionnement :

1º Parce que l'acquisition des idées semble, chez les anormaux, ne relever que des perceptions extérieures ;

2º Parce que les anormaux paraissent doués d'une véritable aptitude manuelle.

VI. — Cette aptitude constituant, en général, leur unique valeur sociale, l'école doit la développer. De plus, elle tournera les travaux manuels vers la pratique des métiers locaux que les anormaux pourront exercer.

VII. — La faiblesse intellectuelle des élèves des classes spéciales conduit à la détermination d'un programme réduit, et à l'emploi d'une méthode où les difficultés sont présentées une à une, dans un ordre rigoureux, et à doses infiniment graduées.

VIII. — Des classes de perfectionnement pour les filles étant à la veille de s'ouvrir à Bordeaux, les propositions ci-dessus paraissent convenir à leur organisation.

INDEX BIBLIOGRAPHIQUE

DES PUBLICATIONS BORDELAISES SUR LA QUESTION DES ANORMAUX

1903. — N° 1. III° Congrès national d'Assistance publique et de Bienfaisance privée, Bordeaux, 1903 : Dr G. Jacquin. De l'assistance et de l'éducation des enfants arriérés. — Paul Strauss. Assistance et éducation des enfants anormaux.

1905. — N° 2. Dr G. Jacquin. — De l'assistance et du traitement des enfants arriérés, en particulier des arriérés des Écoles. Conférence faite aux instituteurs et aux institutrices de la Gironde le 15 décembre 1904. *Revue philanthropique*, 15 juillet 1905.

1907. — N° 3. Dr J. Abadie. — Recensement des enfants anormaux des écoles publiques de garçons de la ville de Bordeaux; rapport général de la commission d'enquête. *Annales de l'Alliance d'Hygiène sociale*, janvier 1907.

— N° 4. Dr E. Régis. — La question des enfants anormaux. *La Petite Gironde*, 2 février 1907.

— N° 5. E. Martin. — Les enfants anormaux. Conférence publique faite le 2 février 1907, sous le patronage du Comité girondin de l'Éducation sociale. *La France de Bordeaux et du Sud-Ouest*, 4 et 5 février 1907.

— N° 6. Dr E. Régis. — Les anormaux psychiques des écoles. Rapport à M. le Maire de la ville de Bordeaux. Imprimerie Gounouilhou, 1907.

— N° 7. Alliaud. — Les classes d'anormaux à Bordeaux. *Revue pédagogique*, 15 juillet 1907.

1908. — N° 8. Visite de M. Mirman, directeur de l'Assistance et de l'Hygiène publiques au pavillon d'anormaux de l'Hôpital suburbain des enfants du Bouscat. Allocution du Dr E. Régis. — Réponse de M. Mirman. Imprimerie de l'*Avenir de la Mutualité*, Bordeaux, 1908.

— N° 9. Dr R. Cruchet. — Les arriérés scolaires. L'œuvre médico-chirurgicale. Paris, Masson, 1908.

— N° 10. Dr J. Abadie. — Recensement des enfants anormales des écoles publiques de filles de la ville de Bordeaux; rapport général de la commission d'enquête. Imprimerie de l'*Avenir de la Mutualité*.

— N° 11. Dr P. Lande. — L'écriture en miroir chez les enfants anormaux. *L'Éducateur moderne*, 15 juillet 1908.

— N° 12. Dr C. Perrens. — Les arriérés scolaires. Thèse pour le doctorat en médecine. Bordeaux, juillet 1908.

— N° 13. Dr E. Régis. — L'Assistance des enfants anormaux. Congrès des Aliénistes et Neurologistes. Dijon, août 1908.

1909. — N⁰ 14. Dʳ F. CAMBRIELS. — Contribution à l'étude de l'enfance anormale. Recensement des enfants anormaux des écoles publiques de la ville de Narbonne. Thèse pour le doctorat en médecine. Bordeaux, janvier 1909.

— N⁰ 15. A côté de ces publications, il convient de signaler les articles-chroniques publiés dès avant et après 1903 par MM. BAZENANT et LAFONT dans la *Petite Gironde* et ceux parus à diverses époques depuis dans l'*Avenir de la Mutualité*, sous la signature de M. Emile MARTIN, et dans la *France de Bordeaux* sous celle de M. RANSON.

12309. — Bordeaux. — Imprimerie de l'*Avenir de la Mutualité*.